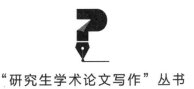

"研究生学术论文写作"丛书

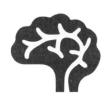

U0257734

医学研究论文写作

案 例 与 方 法

◎主 编 姚 萱 苏佳灿
◎副主编 陈 亮 肖俊杰

Paper Writing

上海大学出版社

图书在版编目(CIP)数据

医学研究论文写作：案例与方法 / 姚萱,苏佳灿主编.
—上海：上海大学出版社,2022.12
（研究生学术论文写作）
ISBN 978-7-5671-4585-6

Ⅰ.①医… Ⅱ.①姚… ②苏… Ⅲ.①医学—论文—
写作 Ⅳ.①R

中国版本图书馆 CIP 数据核字(2022)第 229317 号

责任编辑　陈　露
助理编辑　张淑娜
封面设计　缪炎栩
技术编辑　金　鑫　钱宇坤

医学研究论文写作：案例与方法

姚　萱　苏佳灿　主编
上海大学出版社出版发行
（上海市上大路 99 号　邮政编码 200444）
（https://www.shupress.cn　发行热线 021-66135112）
出版人　戴骏豪

*

南京展望文化发展有限公司排版
上海普顺印刷包装有限公司印刷　　各地新华书店经销
开本 710mm×1000mm　1/16　印张 11.75　字数 180 千
2023 年 1 月第 1 版　2023 年 1 月第 1 次印刷
ISBN 978-7-5671-4585-6/R·22　定价　55.00 元

本书编委会

主　编：姚　萱　苏佳灿

副主编：陈　亮　肖俊杰

顾　问：陈志南

编　委：（按姓氏笔画为序）

丁小雷（上海大学医学院）

丁世萍（浙江大学医学院）

于圆圆（上海大学医学院）

马　超（北京协和医学院）

付真彦（新疆医科大学第一附属医院）

冯　异（复旦大学上海医学院）

刘国辉（华中科技大学同济医学院附属协和医院）

苏佳灿（上海大学转化医学研究院）

李　飞（中国药科大学）

肖俊杰（上海大学医学院）

张天龙（上海大学医学院）

张孝峰（上海大学医学院）

张　健（上海交通大学医学院）

陆一鸣（上海大学医学院）

陈　亮（上海大学医学院）

郑　爽（上海大学医学院）

胡宏岗（上海大学转化医学研究院）

胡苗会（普林斯顿大学）

闻　静（上海大学医学院）

姚　萱（上海大学医学院）

管阳太（上海交通大学医学院附属仁济医院）

缪朝玉（海军军医大学）

贾小梅（新疆医科大学第一附属医院）

总 序

教育部办公厅《关于进一步规范和加强研究生培养管理的通知》明确指出，研究生培养单位要加强学术规范和学术道德教育，把论文写作指导课程作为必修课纳入研究生培养环节。上海大学积极响应，安排各个学院组织开设相关课程并纳入研究生培养环节，取得良好效果。

为了进一步提升研究生培养质量，上海大学研究生院和上海大学出版社联合策划了"研究生学术论文写作"丛书，作为研究生学习学术写作的指导用书。本丛书内容涵盖文科、理科、工科、医学、经济、管理等多个学科，邀请各学科教授及学术骨干领衔担任主编，并根据学科特点，采用以下两种编纂模式：一是对已发表的高水平论文进行综合分析，归纳出写作要点；二是在已发表的论文案例基础上，论文原作者解析撰文过程和注意事项。这种"案例＋方法"的编纂模式，通过论文作者现身说法的方式，从问题意识、论证方法、创新之处等方面揭示论文的成文之道，为研究生提供可参考、可借鉴的学术写作范例。

上海大学老校长钱伟长生前指出，研究生培养分为两个阶段，一个是课程学习阶段，另一个是论文写作阶段。钱校长非常重视研究生学术论文写作能力的培养，他曾经在研究生开学典礼的讲话中指出："论文很重要。写论文以前，你首先要到第一线找到人家的'肩膀'在哪儿。"本丛书的编纂，践行钱伟长教育思想，探索案例和方法相结合的教学途径，为研究生提供学术研究的"肩膀"，为各学科研究生提供学术论文写作的方法指导，也可为青年教师撰写学术论文提供思路启发。

我们真诚地希望使用本丛书的教师、学生以及广大读者对其中存在的问题提出修改意见或建议，交流互鉴，共彰学术。

"研究生学术论文写作"丛书编委会

2021 年 9 月

序：案例之美与方法之妙

　　研究生是高校科学研究的生力军，是学生也是研究人员。他们思想活跃，精力充沛，勇于挑战，充满创新精神。研究生学习阶段是学术素养养成的重要阶段，也是系统从事科学研究的开始，是培养学生科研能力、提高科研素质、锤炼科研作风的非常重要的关键阶段，对今后研究生的学术发展具有非常重要的作用。因此，在研究生学习阶段，掌握论文写作的基本步骤和规范，对研究生的成长成才具有持续而深远的影响。研究生导师在提高研究生的论文写作能力方面肩负着重要的责任，但现有的教材中少有此类参考书籍。为此，上海大学在考虑目前研究生论文撰写发表的实际情况后，组织编制了"研究生学术论文写作"丛书，相信该丛书的出版对帮助提升研究生学术写作能力一定会有积极的借鉴与帮助作用。

　　上海大学医学院是年轻的学院，建院时间不长，但非常注重对研究生学术能力的培养锻炼，并将其贯穿于学科建设和研究生培养中。为了做好《医学研究论文写作：案例与方法》一书的编撰工作，上海大学医学院副院长姚萱教授、上海大学转化医学研究院院长苏佳灿教授担任主编，陈亮教授、肖俊杰教授担任副主编，专门组织邀请了一批在医学领域有较深造诣的、拥有丰富科研经验的海内外学者，知名科研机构的研究人员参与该书的编写。该书考虑医学学科特点和医学论文的写作特点，主要采用两种形式进行组稿：一是受邀编者依据自己发表高水平论文的经验，用案例分享的方式，采用解剖麻雀的方法进行论文写作的解读，并以此归纳出写作要点；二是编者，也就是论文原作者现身说法，解析撰写过程和注意事项，特别在发表高分论文上，编者通过介绍如何撰稿、投稿、修稿、成稿和文章见刊的心路历程让读者更有借鉴；更具特色的是在每篇文章后，所有的编者均推荐了各学科有影响力的期刊。相信这种案例和方法相结合的模式，能够阐明一篇论文的成文之道，展示学术写作规范，这是一种让读者耳目一新的编排方式。

　　学术论文不同于散文、小说。从形式上讲，研究生的论文强调严谨、规范和体例上的统一，从内容上或方法上对如何体现创新和新发现都有要求。本教材所选范例的每位编者都有各自不同的写作风格与阐释方法，每一个案例背后，都是该篇论文作者的现身说法与写作精髓。这些论文作者包括上海交通大学张健教授、上海大学肖俊杰教授、陈亮教授等国家杰青、优青，也有苏佳灿教授、付真彦教授等科技部首席专家，更有上海大学于圆圆教授等青年才俊，相信他们的经验之谈一定会对学习论文写作的学生与青年教师带来启示与助益。

　　我相信，《医学研究论文写作：案例与方法》一书的出版，必将有助于提高研究生的论文写作能力，期待有更多的读者通过本套丛书，了解掌握论文写作的系统方法，创作出更多的、有影响力的高分文章。最后，我想说，有一句话叫"结果固然重要，但更重要的是过程"。其实，研究生写论文意义在哪？我想，更多的还是在写论文的这个过程。大家不妨走近本书，和各位作者一起体会论文创作的过程，也细细体会这案例之美和方法之妙。

陈志南

2022 年 12 月

前　言

　　为贯彻执行教育部办公厅《关于进一步规范和加强研究生培养管理的通知》，上海大学研究生院和上海大学出版社组织、策划、编写了"研究生学术论文写作"丛书，并分层召开研究生论文写作交流会，期待从前沿进展、科研思路、写作规范等方面介绍学术研究论文的写作方法与技巧。为此，《医学研究论文写作：案例与方法》一书的编写工作正式启动。

　　医学研究生是医学科研领域的重要储备人才，研究生教育和本科生教育最大的不同在于：研究生培养除要求学生具备深厚扎实的专业实践能力，更重要的是能够拥有创新思维能力和科学研究的综合素质。因此在培养过程中，我们要更多地关注学生科研思维的建立和科研技能的培训，提倡他们进行多样化的科研创新与探索，而研究生论文写作就是科研成果的重要展现方式，也是医学研究生培养的重要环节。

　　有别于其他类型的文章，医学科研论文在科学性、实践性、准确性、规范性、创造性、伦理性等方面有其独特性。以往，医学研究生科研论文书写主要是通过自学和导师指导来完成，缺乏系统性、针对性的知识和技能训练。为此，《医学研究论文写作：案例与方法》编委会的专家经过前期大量沟通、多次商议、反复酝酿，邀请了拥有丰富科研经验的海内外学者、医院名医、知名科研机构的研究人员，以及高校学科带头人参与编写。他们是上海交通大学医学院张健教授、管阳太教授，复旦大学上海医学院冯异教授，

1

华中科技大学同济医学院刘国辉教授，北京协和医学院马超教授，海军军医大学缪朝玉教授，中国药科大学李飞教授，上海大学转化医学研究院苏佳灿教授，上海大学医学院肖俊杰教授、陈亮教授、丁小雷教授、陆一鸣研究员、张天龙教授、于圆圆教授，上海大学转化医学研究院胡宏岗教授，新疆医科大学付真彦教授，普林斯顿大学的胡苗会博士，上海大学的胡衍博士后、郑爽博士等二十余位作者。

本书以20篇具有较高水平的论文作为示范案例，涉及基础医学、临床医学、药学、公共卫生、生物医药等领域，每篇论文的作者亲自撰文解析，从研究论文选题、数据收集分析、撰写技巧、投稿心得等方面精心打造，旨在提高医学论文写作的针对性、实用性、规范性和科学性。

研究生阶段是开启学术生涯、接受学术训练、进入学界的重要起点，期待本书能够提高医学研究生的科研写作能力，真正助力医学生撰写高质量文章并在国内外高水平期刊上获得发表，完成学业阶段的毕业论文，以及通过在科研论文写作过程中及时交流学术研究成果，进一步提升个人科研实力。希冀广大医学研究生能够秉持学术良知，恪守学术规范，追求立意高远的学术境界，写出高水平、高质量的文章，为自己的学术生涯奠定坚实的基础。

本书撰写过程中，得到了上海大学研究生院和上海大学出版社的鼎力支持，陈露老师、张孝峰老师、闻静老师对书稿进行了认真审核校对，所有参与人员的辛勤付出，成就了本书的出版，在此一并致谢。

编者

2022 年 12 月

目 录

案例 1：
封面文章是怎样生成的

张秋芬　陆绍永　张　健

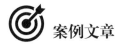 案例文章

ORIGINAL ARTICLE

Targeting a cryptic allosteric site of SIRT6 with small-molecule inhibitors that inhibit the migration of pancreatic cancer cells

Qiufen Zhang[a,b,†], Yingyi Chen[a,†], Duan Ni[a,†], Zhimin Huang[a,†], Jiacheng Wei[a], Li Feng[b], Jun-Cheng Su[a], Yingqing Wei[a], Shaobo Ning[a], Xiuyan Yang[a], Mingzhu Zhao[a], Yuran Qiu[b], Kun Song[b], Zhengtian Yu[c], Jianrong Xu[d], Xinyi Li[b], Houwen Lin[a], Shaoyong Lu[a,*], Jian Zhang[a,b,e,*]

[a]State Key Laboratory of Oncogenes and Related Genes, Department of Pharmacy, Renji Hospital, Shanghai Jiao Tong University School of Medicine, Shanghai 200127, China
[b]Medicinal Chemistry and Bioinformatics Center, Shanghai Jiao Tong University School of Medicine, Shanghai 200025, China
[c]Nutshell Therapeutics, Shanghai 201203, China
[d]Academy of Integrative Medicine, Shanghai University of Traditional Chinese Medicine, Shanghai 201203, China
[e]School of Pharmaceutical Sciences, Zhengzhou University, Zhengzhou 450001, China

Received 17 May 2021; received in revised form 17 June 2021; accepted 23 June 2021

KEY WORDS

SIRT6;
Molecular dynamics simulations;
Reversed allostery;
Allosteric inhibitor;

Abstract SIRT6 belongs to the conserved NAD[+]-dependent deacetylase superfamily and mediates multiple biological and pathological processes. Targeting SIRT6 by allosteric modulators represents a novel direction for therapeutics, which can overcome the selectivity problem caused by the structural similarity of orthosteric sites among deacetylases. Here, developing a reversed allosteric strategy AlloReverse, we identified a cryptic allosteric site, Pocket Z, which was only induced by the bi-directional allosteric signal triggered upon orthosteric binding of NAD[+]. Based on Pocket Z, we discovered an

写作指导

摘要：科技论文是科研工作者展示科学发现的媒介，科技论文的写作是研究生必须学习并掌握的一项技能。高水平的科技论文由多个方面的因素构成，比如科学问题的重要性、科研发现的创新性等。本文以编者发表在药学领域权威期刊 *Acta Pharmaceutica Sinica B*（APSB）上的一篇封面文章为例，从论文的选题、实验设计、文章写作、投稿及文章的接收、封面图片的制作等方面，分享一篇研究性论文从构思到正式发表的经验，探讨如何发表一篇高水平的学术论文。希望研究生能够通过此文学习科研论文写作的思路、方法与技巧，通过不断科研实践的积累和创新，发表高质量的学术论文。

科技论文的写作是科研活动必不可少的组成部分，也是研究生学习期间必须训练并掌握的一项学术技能。在实验科学领域，科技论文承载着展示科研人员的科研思路和科研成果的功能，使得科研工作者的科学发现能够被同行们了解并认可，是科研工作者学习交流的一个必不可少的媒介，而且科技论文的写作本身也是对科研工作者科研思维的再整合与提升。一篇高质量的科技论文由多个方面组成，例如科学问题本身的重要性、研究成果的创新性、论文成文的逻辑性等。本文将以编者实验室发表的一篇封面文章为例，谈谈如何发表一篇高水平的学术论文，并以该文章为例，谈谈封面文章是如何产生的。

例文发表在药学领域的权威期刊 APSB 上，APSB 杂志是药学学报的英文版，其 2020 年影响因子为 11.614，处于 Q1 区，位列全球 275 本 Pharmacology & Pharmacy 学科类期刊第 9 位。这篇文章的标题为 *Targeting a cryptic allosteric site of SIRT6 with small-molecule inhibitors that inhibit the migration of pancreatic cancer cells*，发表于 APSB 的 2022 年第 2 期，从投稿到接收仅仅花了一个月的时间，并被选为当期的封面文章（https：//doi.org/10.1016/j.apsb.2021.06.015）。下文将从选题、实验、成文、投稿及接收四个部分来分享论文发表经验。

一、选题

在科学研究中，要解决什么样的科学问题是首要考虑的问题，而解决的科学问题的重要性程度则决定了科学研究的高度和论文的发表层次。我们实验室致力于药物化学、药物设计、生物信息学和化学生物学等学科的方法学发展，并将其应用于重要疾病的靶标识别、变构药物发现及调节机制探索等领域。特别是在变构药物发现领域，我们着眼于变构位点识别、变构激动剂/抑制剂筛选、变构化合物的结构优化，以克服传统药物开发中的选择性及毒性问题，动态阐明疾病调节的分子机制。近年来，我们实验室致力研究的一个方向是开发 SIRT6 变构调节剂。为什么选择 SIRT6 呢？这是由 SIRT6 蛋白的重要性及它亟需被解决的问题决定的。SIRT6（sirtuin 6）是组蛋白去乙酰化酶（histone deacetylases，HDACs）家族中的重要成员，通过特异性移除组蛋白 H3 上 9 位赖氨酸（H3K9）和 56 位赖氨酸（H3K56）的乙酰化修饰，来实现促进 DNA 修复、糖/脂代谢及延缓衰老等功能。除了去乙酰化酶活性外，SIRT6 还具有去长链酰和 ADP 核糖转移酶功能。进一步临床研究发现 SIRT6 在胰腺癌、前列腺癌、黑色素瘤等肿瘤中发挥原癌基因的作用，因此 SIRT6 小分子抑制剂探针开发迫在眉睫。由于 HDAC 家族共有 18 个成员，它们的催化位点高度保守，SIRT6 的选择性抑制是一大难题，目前关于 SIRT6 抑制剂的开发由于选择性难题仍止步不前。因此，我们的研究团队选择了开发 SIRT6 高选择性变构抑制剂，解决 SIRT6 抑制剂选择性差的难题。由此可知，我们想要解决的科学问题是非常重要的。

二、实验

要解决的科学问题明确了，下一步就是通过实验手段回答这一科学问题。实验设计与实验方法的具体实施也非常重要，事关能否顺利解决提出的科学问题。我们首要的任务就是解决 SIRT6 抑制剂选择性差的难题，由于 SIRT6 的催化位点在 HDAC 家族中高度保守，如果利用传统的非理性的药物筛选及改造方法，获得选择性好的 SIRT6 抑制剂无异于大海捞针，且最终不一定能解决这个难题。得益于我们实验室计算生物学的特长及多学科发展的优势，我们通过自主研发的变构口袋预测工具 AlloReverse 预测出 SIRT6 在底物结合位点及催化位点之外存在一个抑制性的变构口袋，而这个变构口袋是在底物 NAD^+ 结合到 SIRT6 之后才产生的，我们称之为反向变构抑制性口袋 PocketZ。基于这个口袋，我们通过虚拟筛选化合物库，获得一系列可能与 SIRT6 的 PocketZ 结合的化合物。通过 SIRT6 体外去乙酰化酶活检测，我们筛选出了能够抑制 SIRT6 酶活的化合物，并通过药物化学的手段对抑制活性最强的化合物 JYQ-1 进行结构优化，最终获得了选择性和活性俱优的变构抑制剂 JYQ-42，其 IC_{50} 为 2.33 μM，且在表观遗传去乙酰化酶 HDAC 家族的 18 个成员中对 SIRT6 具有高度特异性。读到这里，我想你们已经发现我们成功回答了最初提出的科学问题，即获得高选择性的 SIRT6 变构抑制剂，这一研究成果与我们正确的实验设计思路和实验方法是分不开的。因此，在开展具体的实验之前，一定要想好用什么样的实验思路来达到研究的目的，做到胸中有竹再画竹子，这样才能事半功倍，水到渠成。在我们达成获得高选择性 SIRT6 抑制剂这一研究目标后，我们进一步对抑制剂 JYQ-42 进行了全方位的评估，比如，证明 JYQ-42 的结合位点在 PocketZ，证明 JYQ-42 是非竞争性抑制剂，证明 JYQ-42 在胰腺癌细胞中具有显著抑制 SIRT6 酶活及胰腺癌细胞迁移的作用，明确其生物学功能。以上的实验使得我们对 JYQ-42 抑制剂的研究更详尽具体，也更严谨科学，是高水平的研究必不可少的条件。

三、成文

当一项研究的实验大体完成后，就要着手准备写论文了。虽然一篇文章所能达到的高度主要由它解决的科学问题的重要性决定，但如何呈现研究成果也非常重要。根据不同杂志的要求，论文的字数或者形式可能会有所不同，但论文所包含的要素却大同小异，如标题、摘要、引言、材料与方法、结果、讨论。

对于文章的题目，写作者要做到简洁凝练且清晰明朗，能够准确表达研究的最重要的信息，且没有过多的细节和无用的字眼，能够让审稿人和读者通过题目就能够初步了解研究的主要内容和重要性。例如，我们的文章标题 *Targeting a cryptic allosteric site of SIRT6 with small-molecule inhibitors that inhibit the migration of pancreatic cancer cells* 就简明扼要地指出我们获得了一个效果较好的 SIRT6 小分子变构抑制剂。论文的摘要是对整篇文章的高度浓缩，也是文章非常重要的一部分，完整的摘要需要包括研究的前提和原因、研究预设的目标、研究方法的简介、研究的主要结果、研究的结论及意义，该部分务必要做到简明扼要且突出重点。引言部分是用文献综述的方法，向读者阐述研究背景、讨论研究前提、描述研究领域的相关进展，以及尚未解决的问题，由此引入开展此项研究的原因，提出要解决的科学问题。在此基础上，提出预期研究目标，并简要概述整篇文章的重要研究结果及意义，为文章的其余部分进行铺垫。此外，需要注意的是引言部分的文献综述，引用的文献最好来自权威性较高的期刊文章，且要具有逻辑性，因为引用文献是为引出要解决的科学问题服务的。在材料与方法部分，需要提供详细的实验设计信息、研究数据的统计学分析方法和所使用试剂的相关信息，保证研究的真实性和可重复性，提供足够详细的实验细节描述，确保其他研究人员亦可重复该实验以及结果。此外，由于在一项研究中，研究者不可避免地会使用或者优化前人的实验方法，需要注意的是写作者不能直接照搬原来的文字描述，此类做法有可能导致论文查重率过高而影响原创性。

在结果部分，要注重展示实验结果的逻辑性，要有一个完整的故事观，层层递进地进行结果展示。例如，我们这篇文章的结果部分，从发现 SIRT6 的一个抑制性口袋开始叙述，层层深入，最终以完整评价 SIRT6 变构抑制剂的生物学功能为结尾，把发现 SIRT6 变构抑制剂的故事完整且有逻辑性地讲述了。除此之外，要关注细节，确保数据的真实性、科学性、严谨性。对于图表中出现的数据，文章皆要有所提及且给予解释，做到看图说话，文字与图表浑然一体。讨论部分是对研究结果的意义进一步升华的部分，应本着实事求是的原则，但也不可妄自菲薄。该部分首先需要快速总结实验结果，但不要重复论述前一部分的内容，通过结合前人的研究成果和论述，阐述此项研究成果的意义是什么。可以在更广的背景下展开讨论，比如谈谈该研究是如何促进这一领域的进展的，局限性在哪里，其对未来该领域的研究会产生怎样的影响。

四、投稿及接收

在文章写完后，确保没有文字、语法、内容错误后，就可以准备投稿。在投稿杂志的选择上，可以在最初阶段进行一些必要的尝试，但是也要根据自己的研究内容和研究成果进行理性选择，并且要先了解所投期刊的大致情况，做到有的放矢、符合规范。在我们这篇文章的投稿过程中，起初，我们逐一尝试了几种杂志。比如化学领域的顶级期刊 *Angewandte*、*Chemical Science* 等。之所以尝试这几种期刊，是因为我们的研究虽然属于药物化学领域，但也属于广义的化学领域，我们想先试试看顶级化学类期刊的编辑对我们这种类型的文章的态度，即使不能被接收，能够从他们那里得到一些宝贵的意见也是不错的。最终，我们的这篇文章没有被这几个化学类的期刊接收，他们的意见基本相同，认为我们的工作很不错，但是属于药物化学领域，不太适合他们的杂志，可以尝试其他较优秀的药物化学类的期刊。我们综合分析判断后，决定把这篇文章投向药学领域的 *APSB* 的英文版上，该杂志偏重于药物化学领域，会报道一些新发现的、效果良好的药物分子，在药学领域有很大的权威性。我们的这次投稿非常顺利，文章在被同行评审的过程中，审稿人所提的意见基本都是文字上或者描述上的小问题，仅仅一个月的时间，这篇文章就被接收了。这次投稿之所以这么顺利，总结有以下三个方面的原因：第一，我们选择了合适的杂志；第二，我们这篇文章的研究结果比较全面具体，文章返修时也不需要补实验；第三，我们的研究方法和研究结果具有很大的创新性。

对于投稿者，*APSB* 杂志有一个自荐封面文章的选择，也就是说，当投稿人的文章被接收后，投稿人可以设计一幅能够代表文章含义的图，向编辑推荐自己的文章为杂志的封面文章。出于对我们这篇文章的信心，我们也打算进行封面文章自荐。首先，我们需要设计一幅图，这幅图既要具有审美性，又能够巧妙地表达出文章的亮点。基于我们的文章是通过反向变构的新方法发现了高选择性 SIRT6 变构抑制剂，让我们联想到中国传统音乐艺术中的反弹琵琶，高超的乐人通过反弹琵琶的方式能够弹奏出美妙的乐章，这不恰恰能够代表我们别出心裁的实验设计方法吗？有了这个思路后，我们经过多次修改，最终的设计结果令我们很满意，一个衣袂飘飘的古代女乐人反弹琵琶，这个琵琶代表 SIRT6 蛋白，奏出了高选择性 SIRT6 变构抑制剂的美妙乐曲，我们将它命名为"反弹琵琶谱新曲"。接下来的一切也很顺利，我们的文章被选为封面文章。

以上就是我们的这篇封面文章从构思到正式发表的过程，希望我们的这篇经验之谈能够给读者们带来一些启发和帮助。"宝剑锋从磨砺出，梅花香自苦寒来"，科技文章的写作不是一蹴而就的，在学习必要的技巧和经验的同时，需要科研工作者付出心血和时间，慢慢积累磨炼，这样才能不断进步，更上一层楼。

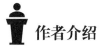 作者介绍

张健，男，教授，上海交通大学药物化学与生物信息学中心主任，兼任宁夏医科大学药学院院长，国务院学位委员会学科评议组成员，国家杰出青年基金、国家万人计划、长江学者奖励计划青年学者获得者。主要从事药物设计、药物化学和化学生物学研究，特别是精准靶标识别和 First-in-class 原创药物先导发现等方向做出了一系列突破性成果。以通讯作者在包括 *Nat Chem Biol*、*Nat Commun*、*Sci Adv* 等国际学术杂志上发表 SCI 论文 100 余篇，累积引用超过 9 500 次，H 因子为 51。以第一发明人申请国内外专利 16 项（已转让 6 项）。受邀以通讯作者在国际顶尖综述杂志 *Chem Rev*、*Chem Soc Rev*、*Acc Chem Res* 撰写变构药物机制与发现综述；受 Springer-Nature 出版社邀请作为主编撰写国际首本变构药物发现专著 *Protein Allostery in Drug Discovery*；现任 RSC Med Chem 副主编，常年任 *Science*、*Nat Chem* 等 100 余种 SCI 期刊审稿人，*Small Structure* 等 10 余种 SCI 期刊编委，瑞士 NSF、澳大利亚 FWF、新加坡 IAF-PP 等基金和西班牙 University of

Barcelona 等学校 Tenure 考核的国际评审人。先后获美国化学会 Excellent Research Advisor、中国药学会生物医药创新奖、2017 年中国十大科技新锐人物等荣誉。担任国家自然科学基金委人才项目会评专家、国家卫健委卫生健康高级人才评价专家，中国化学会、中国药学会、中国医师协会精准医学委员会等专委会委员。Email：jian.zhang@sjtu.edu.cn。

陆绍永，男，上海交通大学医学院基础医学院研究员，博士生导师。主要研究方向：大数据与智能药物设计、化学生物学。以第一作者或通讯作者在 *Nat Commun*、*J Mol Biol*、*J Chem Inf Model* 发表 SCI 论文多篇。Email：lushaoyong@sjtu.edu.cn。

张秋芬，女，博士，上海交通大学医学院副研究员，法国巴黎笛卡尔大学 Cochin 研究所访问学者。主要研究方向：靶标识别及变构药物开发。在 *APSB* 等期刊发表学术论文 15 篇。Email：autumn.sky@163.com。

【期刊推荐】

Nat Chem Biol，*Nat Commun*，*Nucleic Acids Research*，*J Med Chem*

案例 2:
学术论文写作和投稿模式探析

游茂军　　陈　亮

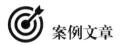 案例文章

Single-cell epigenomic landscape of peripheral immune cells reveals establishment of trained immunity in individuals convalescing from COVID-19

Maojun You [# 1 2], Liang Chen [# 3 4 5 6], Dawei Zhang [# 7], Peng Zhao [# 7], Zhu Chen [7], En-Qiang Qin [7], Yanan Gao [1 2], Mark M Davis [8 9 10], Pengyuan Yang [11 12]

Affiliations + expand

PMID: 34108657　PMCID: PMC9105401　DOI: 10.1038/s41556-021-00690-1
Free PMC article

Abstract

Severe acute respiratory syndrome coronavirus 2 (SARS-CoV-2) infection often causes severe complications and even death. However, asymptomatic infection has also been reported, highlighting the difference in immune responses among individuals. Here we performed single-cell chromatin accessibility and T cell-receptor analyses of peripheral blood mononuclear cells collected from individuals convalescing from COVID-19 and healthy donors. Chromatin remodelling was observed in both innate and adaptive immune cells in the individuals convalescing from COVID-19. Compared with healthy donors, recovered individuals contained abundant TBET-enriched CD16+ and IRF1-enriched CD14+ monocytes with sequential trained and activated epigenomic states. The B-cell lineage in recovered individuals exhibited an accelerated developmental programme from immature B cells to antibody-producing plasma cells. Finally, an integrated analysis of single-cell T cell-receptor clonality with the chromatin accessibility landscape revealed the expansion of putative SARS-CoV-2-specific CD8+ T cells with epigenomic profiles that promote the differentiation of effector or memory cells. Overall, our data suggest that immune cells of individuals convalescing from COVID-19 exhibit global remodelling of the chromatin accessibility landscape, indicative of the establishment of immunological memory.

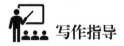 写作指导

摘要：学术论文写作是通过从一系列实验研究结果中进行抽丝剥茧，展示一个完整、合理的科学故事的过程。这个过程涉及了多种因素，很大程度上决定了该项科研成果投稿期刊的选择、能否发表，以及是否被科研同行认可。论文的投稿是论文最终发表的必经之路，学术论文写作素养和投稿技能是每个研究生必须学习的。本文以我们发表在 Nature Cell Biology 杂志上题目为 Single-cell epigenomic landscape of peripheral immune cells reveals establishment of trained immunity in individuals convalescing from COVID‐19 的单细胞组学文章为例，从科学问题、论文写作和投稿等方面，分享其中的过程和模式。

一、案例论文介绍

新冠病毒感染经常会导致严重的并发症甚至是死亡。然而，越来越多的关于无症状感染病例的报道，凸显了个体面对病毒感染的免疫反应的差异性。然而我们目前对于机体对病毒的特异性免疫反应和长期免疫保护的认知是匮乏的，其表观调控机制尚不明确。这项工作通过采用 $10 \times$ 单细胞 ATAC‐seq 技术和新开发的单细胞多组学 Ti‐ATAC‐seq 技术，描绘了新冠肺炎康复者和健康人外周血免疫细胞开放染色质和 T 细胞受体多维图谱。我们发现新冠康复者外周天然和适应性免疫细胞发生了巨大的染色质重塑。和健康人相比，康复者富集了以 TBET 调控的 CD16 和 IRF1 调控的 CD14 单核细胞，根据染色质可及性变化鉴定为"训练有素的"（trained immunity）和激活的表观状态。康复者 B 细胞谱系在各个发育阶段则表现出 IgG 类别转换以及抗体分泌浆细胞样分化。而在 T 细胞谱系分析中，通过整合 T 细胞受体和开放染色质，鉴定了克隆性扩增的 SARS‐CoV‐2 诱导的效应 CD8$^+$ T 细胞在初始病毒控制和记忆 CD8$^+$ T 细胞在免疫记忆形成中的关键表观调控程序。

因此，该工作阐明了新冠肺炎康复者外周免疫细胞通过全局染色质可及性重塑，建立免疫记忆的表观调控机制。

二、科学问题

新颖的科学问题是论文的重中之重，是勾起读者阅读兴趣的关键部分。科学问题的提出是需要在大量文献阅读和积累后高度凝练而成。提出的科学问题尽可能是当前领域内未回答、重要且有意义的难题。以这项工作为例，该工作提出的科学问题是"新冠肺炎康复者外周免疫反应及免疫保护记忆建立的表观调控机制是未知的"。目前，新冠肺炎的治疗没有特效药，只能对症治疗。尽管多种新冠疫苗接种后可引起个体产生中和性抗体，然而随着越来越多的变异病毒毒株，这种免疫保护到底持续多久却是个疑问。此外，我们目前关于机体对病毒的特异性免疫反应和长期免疫保护的认知是匮乏的，其表观调控机制尚不明确。因此，研究新冠肺炎康复者外周免疫反应及免疫保护记忆建立的表观调控机制很有必要，该研究结果将对新冠肺炎的防治提供十分重要的理论依据，显示潜在的临床应用前景。

三、成文

论文标题高度凝练了整个论文的核心技术、研究对象、研究结论和论文亮点，是读者阅读的第一要素。论文的标题需要简洁明了，字数在 18 个单词左右。以这项工作为例，本研究中用到了单细胞表观组学技术，研究对象为新冠肺炎康复者和健康人外周免疫细胞，本研究揭示了新冠肺炎康复者外周免疫反应及免疫保护记忆建立的表观调控机制，其中 trained immunity 建立的表观调控机制是本研究的突出亮点。因此，综合以上要素，本文的标题为"Single-cell epigenomic landscape of peripheral immune cells reveals establishment of trained immunity in individuals convalescing from COVID‐19"。

摘要是通过几句话有逻辑性地概括本论文的研究背景、科学问题、研究内容、研究方法、研究结果和研究意义，字数为 150～250 字。杂志编辑或者其他读者首先会重点阅读标题和摘要，通过摘要便能判断该论文的科研价值和影响力。虽然摘要位于标题之后、正文之前，然而却最好在撰写正文之后再对全文进行高度概括，从而提炼出摘要。

接着便是引言部分。引言类似于小综述，可以独立成章。引言部分可拆分为3～4段，内容包含论文的背景、领域内相关研究成果述评、本论文所要解决的关键科学问题、本论文采用的关键方法技术、研究思路以及研究结果。其中对领域内相关成果的述评也可以介绍本课题组与本论文相关的已发表的科研成果，从而说明本论文研究是有良好的科研基础。以这项工作为例，第一段从大的方面介绍了 SARS-CoV-2 病毒引起的新冠肺炎的背景，强调了研究 SARS-CoV-2 相关疾病的重要性；第二段客观介绍目前SARS-CoV-2领域内的研究进展，引出本论文需要解决的关键科学问题。如：在该领域内，当时对于 SARS-CoV-2 的免疫反应研究一方面集中于病理性炎症反应，其中重点关注 IL6、IL1β和 TNFα引起的炎症风暴；另一方面研究则关注 T 细胞在其中的作用，比如在感染早期，患者外周淋巴 T 细胞普遍减少，而随着病情得到控制，T 细胞数量才逐步恢复。此外，其他冠状病毒如 SARS-CoV-1 和 MERS-CoV 的感染康复者存在病毒特异性的 T 细胞，提示这些康复者中 T 细胞免疫记忆的形成。因此，自然而然地引出目前领域内的难点：我们目前对于机体对病毒的特异性免疫反应和长期免疫保护的认知是匮乏的，其表观调控机制尚不明确。第三段是介绍本文所使用的关键方法、研究对象、研究结果、研究意义。需要注意的是，这一段不能和摘要部分完全重合。

然后是结果部分。结果部分需要言简意赅，避免重复，逻辑性强，最重要的是每一个结论都需要有相应的数据支持。结果部分可以根据图表拆分为多个小部分，每个部分围绕一个结论，每个部分之间有逻辑性的关联和递进。并且，每个部分的最后一句最好是一个承上启下的句子，概括总结这一部分内容，同时引出下文的研究。当然，目前单细胞测序图谱类型的论文日益增多，这些论文中各部分结果之间的逻辑关系可能由递进式改成了平铺式。例如这项工作：第一部分是从全局的角度概括性地描述本工作所包含的数据，从数据中解析出三个细胞谱系类型，以及细胞类型的比例变化；后面三个部分则是对三个细胞谱系包括单核细胞、B 细胞、T 细胞进行更精细的分析，因此这三个部分之间的逻辑联系并不紧密。

讨论部分是文章的精华和灵魂，也是最难的一部分。这一部分以重点结果为基点，结合领域内的科研进展，一致性的结果可一笔带过，不一样的结果需要重点讨论，从而突出说明本工作的亮点及其对本领域发展的意义。当然还可以讨论论文的结果是否可以扩展到其他的领域，以及研究的局限性。以这项工作为例，我们首先总结了本论文的研究结果，然后对重点结果包括 trained monocyte，memory CD8$^+$ T cell 进行了讨论，并突出了本项工作的独特性。

值得一提的是，参考文献是很多人容易忽略的地方。有些杂志编辑和审稿人会根据参考文献所发表的年限和杂志来初步评判论文的新颖性。所选的大部分参考文献最好是五年以内发表的，并且最好是来自领域内权威期刊。

四、投稿

论文撰写之后并不代表万事大吉了。投稿前，还需要仔细修改论文，特别需要关注文章的逻辑关系、格式、细节、新颖性，以及语言问题。可以给多位作者或者同行修改，根据他们的宝贵意见再进行相应的修改。投稿后，可能会因为各种原因被拒，甚至不能被编辑送审，不要灰心。返回修改意见后，需要认真对待审稿人提出的每一条意见，回复意见时，建议用敬词，毕竟这个时候审稿人就是上帝。审稿人提出的意见并不一定都是对的，或者提出的问题在论文中明明已经表述了，这个时候，需要礼貌性地再表述一次，并明确标注在论文中的具体位置和图表。特别需要注意的是，回答每个评审意见提到的论文中的结果和图表时，一定要标注该结果所在的具体位置和图表。

 作者介绍

游茂军，男，博士，毕业于中国科学院大学，现为中国科学院生物物理所博士后，获中国博士后科学基金和中国科学院特别研究助理项目资助。主要研究领域：开发和应用单细胞组学技术。以第一作者在 *Nature cell biology*、*Journal of Hepatology* 上发表论文。Email：m18844191897 @ 163.com。

陈亮，男，上海大学医学院教授，国家自然科学基金委海外优青获得者，上海市海外高层次人才，中国抗癌协会肿瘤分子医学专业委员会常委。美国杜克大学博士（免疫学），加州大学伯克利分校科学硕士（数据科学），斯坦福大学博士后。以第一/通讯作者在 *Nat Immunol*、*Nat Cell Bio*、*Nat Comm* 等杂志发表论文。Email：lchen1@shu.edu.cn。

【参考文献】

You M, et al. "Single-cell epigenomic landscape of peripheral immune cells reveals establishment of trained immunity in individuals convalescing from COVID-19." Nat Cell Biol，2021，23(6)：620 – 630.

【推荐期刊】

Signal Transduction and Targeted Therapy（STTT），*Cellular & Molecular Immunology*

案例3：
靶向破骨促成骨，吹尽狂沙终得金

——探寻黄芩中的秘密

陈　晓　苏佳灿

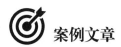 案例文章

SCIENCE ADVANCES | RESEARCH ARTICLE

BIOCHEMISTRY

Targeting actin-bundling protein L-plastin as an anabolic therapy for bone loss

Xiaoqun Li[1,2]*, Lipeng Wang[3]*, Biaotong Huang[4]*, Yanqiu Gu[5,6]*, Ying Luo[7], Xin Zhi[1], Yan Hu[1], Hao Zhang[1], Zhengrong Gu[8], Jin Cui[1], Liehu Cao[8], Jiawei Guo[1], Yajun Wang[1], Qirong Zhou[1], Hao Jiang[1], Chao Fang[1], Weizong Weng[1], Xiaofei Chen[6†§], Xiao Chen[1,9‡§], Jiacan Su[1,4‡§]

The actin-bundling protein L-plastin (LPL) mediates the resorption activity of osteoclasts, but its therapeutic potential in pathological bone loss remains unexplored. Here, we report that LPL knockout mice show increased bone mass and cortical thickness with more mononuclear tartrate-resistant acid phosphatase–positive cells, osteoblasts, CD31[hi]Emcn[hi] endothelial vessels, and fewer multinuclear osteoclasts in the bone marrow and periosteum. LPL deletion impeded preosteoclasts fusion by inhibiting filopodia formation and increased the number of preosteoclasts, which release platelet-derived growth factor-BB to promote CD31[hi]Emcn[hi] vessel growth and bone formation. LPL expression is regulated by the phosphatidylinositol 3-kinase/AKT/specific protein 1 axis in response to receptor activator of nuclear factor–κB ligand. Furthermore, we identified an LPL inhibitor, oroxylin A, that could maintain bone mass in ovariectomy-induced osteoporosis and accelerate bone fracture healing in mice. In conclusion, we showed that LPL regulates osteoclasts fusion, and targeting LPL serves as a novel anabolic therapy for pathological bone loss.

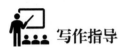 **写作指导**

摘要：医学研究入门困难，学习曲线长。针对医学研究，笔者结合多年科研实践，凝练出一套行之有效的科研方法，概括为一个中心，即以临床问题为中心，瞄准临床做科研（Clinical Problem-based Study, CPBS）；包括五个步骤：定位临床问题，调研课题背景，凝练科学假说，开展科学实验，总结发表论文。解决临床问题是医学研究的起点和归宿，好的科学研究应当紧扣临床实践中的重点和难点问题；问题锁定后充分调研课题背景，明确其中尚未解决、值得研究的部分；将临床问题转化为科学问题，提出科学假说；设计开展关键实验验证假说；完善充实实验结果，撰写论文并投稿。

本文围绕上述方法，结合团队 2020 年发表于 *Science Advances* 的工作 *Targeting actin-bundling protein L-plastin as an anabolic therapy for bone loss*（靶向肌动蛋白-捆绑蛋白 L-plastin 促进骨形成治疗骨丢失），向读者具体阐述一个中心、五个步骤的科研方法：为什么选择促骨形成策略治疗骨丢失，如何将病理性骨丢失的临床问题转化为调控破骨细胞融合的科学问题，如何确定关键预实验，以及论文写作的一般原则等，为医学科研人员提供可行的学习成长路径。

骨代谢平衡主要由成骨细胞介导的骨形成作用和破骨细胞介导的骨吸收作用共同完成。L-plastin（LPL）是哺乳动物肌动蛋白-捆绑蛋白 plastin 蛋白家族成员。前期研究表明 LPL 在破骨细胞分化和骨吸收过程中具有重要作用。但值得注意的是，尽管破骨细胞骨吸收功能在 LPL 敲除小鼠中明显降低，与之偶联的成骨细胞骨形成速率却未有明显下降，提示 LPL 对骨量的影响不止局限于破骨系统，其对骨形成的作用及相关机制仍待探索。

基于以上背景，我们发现 LPL 敲除小鼠骨量和皮质厚度增加，单核抗酒石酸酸性磷酸酶（TRAP）阳性细胞、成骨细胞、CD31^{hi}Emcn^{hi}内皮血管增多，成熟破骨细胞减少。深入研究后发现，LPL 缺失导致破骨前体细胞丝状伪足形成阻碍，破骨前体细胞融合为成熟破骨细胞受阻，破骨前体细胞数量增加，分泌血小板衍生生长因子-BB 促进 CD31^{hi}Emcn^{hi}血管生长和骨形成。分子机制上，LPL 表达受 PI3K/AKT/SP1 轴调节。此外，我们从传统中药黄芩中筛选得到一种 LPL 抑制剂——千层纸素，它可以靶向结合 LPL 并抑制其功能，在卵巢切除引起的骨质疏松模型中维持骨量，促进小鼠骨折愈合。综上，LPL 促进破骨细胞融合。靶向 LPL 可作为促进骨形成、治疗病理性骨丢失疾病的全新靶点和策略。

单纯骨吸收抑制药物存在诸多问题，促骨合成靶点和药物研究是骨质疏松领域研究重点和热点。本研究紧贴临床实际及科研热点，成果发表于 Science 出版集团旗下综合类期刊 *Science Advances*，当年影响因子 14.136 分。

科研关键在于有效训练。格拉德威尔在《异类》一书中指出：人们眼中的天才之所以卓越非凡，并非天资超人一等，而是付出了持续不断的努力。1 万小时训练是任何人从平凡人变成世界级大师的必要条件。按照每天工作 8 小时，每年 250 个工作日计算，1 万小时的积累至少需要 5 年。但对于医学生而言，5 年仅仅刚取得博士学位。纵观医学大家成长经历，三年入门、五年得道、十年有所成的成长周期更贴近行业实际。以 2019 年诺贝尔生理学或医学奖获得者美国科学家 Gregg L. Semenza 为例，他 1978 年（22 岁）本科毕业于哈佛大学，1984 年（28 岁）获得宾夕法尼亚大学博士（Ph. D.）及医学博士（M. D.）学位，1990 年（34 岁）参加由美国医学遗传学委员会组织的科研培训及认证项目，1995 年（39 岁）发表发现缺氧诱导因子（HIF-1 alpha）的代表性论著，并因此于 2019 年（63 岁）获诺贝尔生理学或医学奖。可见，长期持续训练是科研有所成就的必要条件。

科研没有捷径，但绝非无章可循。笔者本人及团队成员为骨科临床医生。医生培养体系通常缺乏系统的基础科研训练，科研基本理论、基本思维、基本技能培养缺乏，同时临床工作繁重，科研时间投入不足，这些不利因素极大限制了临床医生开展基础科学研究。表现为许多医生有想法没思路，有问题没方法。这些困境促使我们探索一条高效实用的科研道路。经过数年实战，我们凝练出了一个中心，即以临床问题为中心，瞄准临床做科研；五个步骤，科研实施五步法。本文以前期发表在 *Science Advances* 的文章为案例[1]，对其进行详细阐述，旨在帮助医学工作者更加高效地做好科学研究。

首先，以临床问题为中心，瞄准临床做科研，强调基于问题开展研究。医学研究的起点应当为临床问题，科学研究的目的是解决临床问题。一个好的临床问题是研究灵魂所在。然而，当下许多研究人员按照传统学习方式进行研究：首先学习大量医学理论、实验知识及实验技能，再随意寻找一个问题研究。这种方式将重心放到知识学习而非解决问题，通常导致效率低下、事倍功半，无助于临床问题的解决。而瞄准临床做科研，强调一个中心——以临床问题为中心，临床问题是研究的核心，最为重要。主要精力应当聚焦于探索明确哪些问题是临床关心且迫切需要解决的，在正式开展实验之前反复论证选题意义和价值。具体而言，开展科学研究可以凝练为以下五个步骤：

一、定位临床问题

研究问题决定研究层次和上限。对于医生而言，身处临床一线，工作中接触大量病人，应当把握有利条件，积极思考总结本领域热点和难点问题。而对于非医生的医学科研人员，不能闭门造车，选题来源不能仅仅局限于自己的研究基础或文献阅读，有机会应当深入临床一线，了解真实临床需求。发现问题比解决问题更重要。

以骨质疏松症这一老年常见疾病为例，什么是好的临床问题？当前骨质疏松治疗以抑制骨吸收为主，代表药物为双磷酸盐类。但单纯骨吸收药物干扰正常骨改建，抑制基于骨改建的骨形成，对于已经发生的严重骨丢失或以骨形成能力不足为特点的老年性骨质疏松症效果不佳。同时，长期使用双磷酸盐可能导致非典型性骨折不愈合及下颌骨坏死等并发症，表明当前抗骨质疏松药物存在局限。2018 年发表在 *Nature Medicine* 的研究 *Targeting sphingosine‐1‐phosphate lyase as an anabolic therapy for bone loss* 一文提示我们：促骨形成靶点和药物研究是骨质疏松领域的研究重点[2]。

随后，在与地诺单抗及罗莫珠单抗发明人柯华珠教授进行交流时，我们发现对于这一问题他持有相同观点。这说明探索促骨形成靶点是临床医生和科学家共同关心的问题，是一个值得研究的好问题。

至此，我们解决了科研过程中的首要问题，即研究方向的战略选择：促骨形成干预靶点及策略。

二、调研课题背景

没有调查，就没有发言权。在确定好研究方向后，接下来要详细调研背景，搜集信息，做到知己知彼。调研背景的目的是为了充分了解哪些是已知，哪些是悬而未决的问题。在梳理已知信息过程中，需要建立对该选题方向系统且条理的认知，寻找 3～5 篇重点学习参考的高质量文献。以促骨形成策略为例，首先要充分了解骨形成基本理论、近年来进展、关键调控分子和机制。充分调研可以帮助我们迅速掌握背景知识，判断选题是否值得开展。

弱水三千，只取一瓢饮。在充分调研后，我们通常会发现对于同一问题，会有不同研究、通过多个角度的回答。很多初涉科研的研究者的困惑也在于此：道路千万条，当选哪一条？在这条道路上又如何做出新意？积累文献和积极思考是解决这个问题的关键。

以我们发表于 *Science Advances* 的这篇文章为例，在骨形成领域，团队成员前期有着大量文献阅读储备。2014 年，德国明斯特大学发表在 *Nature* 的文章首次在骨中鉴定出一种特殊的血管亚型——H 型血管，其数量与骨形成密切相关[3]。同年，美国约翰·霍普金斯大学曹旭教授发表在 *Nature Medicine* 的文章发现破骨前体细胞通过分泌血小板衍生生长因子（PDGF-BB）增加 H 型血管生成，促进骨形成[4]。这些研究提示阻断破骨前体细胞向破骨细胞融合是促进骨形成的重要思路。至此，寻找促骨形成方法转化为寻找调控破骨细胞融合的因子。根据前述基于问题的学习方法，团队成员进行了新一轮文献调研。破骨细胞融合是一个连续多步骤过程，细胞骨架是细胞行使各项功能的必要条件。在融合过程中，破骨前体细胞肌动蛋白介导细胞骨架重构，形成丝状伪足，促进膜融合。此时需要解决的问题进一步变为寻找调控丝状伪足形成的关键。通过再次学习，我们发现 LPL 通过将肌动蛋白捆绑成束，介导伪足形成。

课题相关背景知识调研完毕，下一步便是提出科学假说。

三、凝练科学假说

将临床问题转化为科学问题，依据科学问题提出科学假说。临床问题是术，提出"是什么"的问题，比如恶性肿瘤术后复发现象；科学问题是道，提出"为什么"的问题，比如肿瘤复发的机制。在临床诊疗中提出科学问题，通过基础研究寻找方案，最终解决问题就是临床与科学转化的闭环。

本研究将抗骨吸收药物存在诸多缺陷，需要研发促骨形成药物的临床问题，转化为靶向肌动蛋白捆绑蛋白促进骨形成及其机制的科学问题。据此，凝练出科学假说：肌动蛋白捆绑蛋白介导丝状伪足形成，参与破骨细胞融合。靶向抑制肌动蛋白捆绑蛋白可以阻断破骨前体细胞融合，促进 PDGF-BB 分泌及 H 型血管生成，促进骨形成。提出理论上可行的科学猜想后，需要设计关键实验对假说进行验证。

四、开展科学实验

一个课题要做的实验虽然很多，但紧要的往往只有几个。须牢固树立关键实验思维：即通过一两个关键实验明确科学猜想是否正确、课题是否能够开展。关键实验的选择应当遵循最可靠、最快速、最简单、最经济的原则。

在本研究中，肌动蛋白捆绑蛋白是否参与破骨细胞融合和骨吸收，抑制肌动蛋白捆绑蛋白是否能够促进骨形成是首要问题，也是关键实验必须明确回答的问题。首先，在破骨细胞形成的不同时间点分别检测肌动蛋白捆绑蛋白家族成员 I-plastin、L-plastin 及 T-plastin 的 RNA 表达水平，结果提示只有 LPL 在破骨前体细胞融合开始时表达水平明显增加，成熟破骨细胞形成后恢复到初始水平，提示 LPL 可能参与破骨细胞融合。为了进一步加以验证，在破骨生成过程中应用 shRNA 抑制 LPL 的表达，结果表明成熟多核破骨细胞数量明显减少，而单核破骨前体细胞数量明显增多，提示 LPL 参与破骨细胞融合。

在体外实验取得预期结果后，我们构建了 LPL 基因敲除小鼠，体内验证 LPL 在骨形成及破骨细胞融合中的作用。Micro-CT 结果显示 LPL 敲除后小鼠骨量明显增加，H 型血管生成增加。骨钙素（OCN）免疫荧光结果提示骨形成显著增加，抗酒石酸酸性磷酸酶（TRAP）染色结果提示 LPL 敲除小鼠骨表面多核破骨细胞数明显减少。提取小鼠骨髓单核巨噬细胞进行诱导融合实验，发现 LPL 敲除小鼠破骨细胞融合受阻，破骨前体细胞伪足数量明显减少。至此，关键预实验全部完成。取得符合预期的预实验结果，可以增加科研人员对研究工作的信心以及继续开展实验的底气。

下一步需要丰富实验结果，完善研究内容。对于特定研究类型，需要寻找实验逻辑规律。比如在促骨形成研究，通常第一个结果展示作用于靶点后骨表型的变化，中间结果阐述引起这一改变的机制以及寻找靶向药物，最后将药物应用于去卵巢或骨折动物模型，探究这一靶点治疗骨丢失疾病的可行性。对于某一特定生物学功能评价，通常也有规律。例如，评价小鼠成骨功能，则骨组织 OCN 免疫组化、钙黄绿素染色、血清 OCN 水平检测是公认的固定搭配。对于初涉该领域的研究者，其中规律并不熟悉，此时可以寻找几篇相同主题的高水平文献仔细研读，其中的思路和实验安排经过精心设计和同行审阅，可以帮助我们迅速入门，摸清其中的"套路"。

五、总结发表论文

推荐按照 Results-Introduction-Discussion-Methods-Abstract 顺序进行论文写作。如果前期工作严格按照上述 4 个步骤完成，撰写论文时对于研究的整体脉络及主要内容应已了然于胸。此时应梳理好逻辑层次，将科研故事讲好。在每一部分正式动笔之前，务必先列框架，反复斟酌后再具体填充内容。

Results 部分：每一段落和每张图片都是高度相关的内容集群，每部分内容应当存在逻辑关系。在本研究中，结果一开篇明义，说明 LPL 敲除后小鼠骨形成增强，骨吸收减弱；结果二说明 LPL 敲除通过增加破骨前体细胞数量，提高骨中血管水平，促进成骨；结果三进一步阐明 LPL 敲除导致破骨前体细胞数量增加的机制，即抑制了 LPL 通过介导细胞伪足形成促进破骨前体细胞融合；结果四探索了 LPL 促进融合的分子机制；结果五在上述理论基础上，在传统中药黄芩中筛选鉴定出靶向 LPL 抑制剂千层纸素，并证明其可以抑制破骨细胞融合；结果六将千层纸素应用于去卵巢小鼠模型，验证其对病理性骨丢失的治疗效果。由此可见，各个结果群之间只有逻辑紧密、环环相扣，才能够清楚地证明科学假说。

Introduction 和 Discussion 部分需要把握的原则是每段集中表达一个中心思想，且注意句与句之间、段与段之间的逻辑关联。

Methods 部分注意将实验关键步骤及关键参数交代清楚。

建议将 Abstract 的书写放在最后。摘要需要将本研究最主要的发现进行提炼，一个好的摘要能够让读者不读全文，也能迅速了解该研究的目的、结果和意义。

最后，选择目标杂志，按常规进行查重、润色、调整格式后即可投稿。此外，论文撰写在实验收尾阶段即可开始动笔，提前 1～2 个月着手，待获得最后结果后填充到文章里即可投稿。

作者介绍

陈晓，男，医学博士，复旦大学博士后，海军军医大学第一附属医院创伤骨科主治医师、讲师。承担国家、省部级研究课题 5 项，其中国家自然科学基金 2 项，入选上海市青年科技启明星计划、卫计委青年医师培养资助计划，获中国博士后国际交流计划、国家留学基金委青年骨干教师公派项目资助。主编专著 3 部，获批国家发明专利授权 5 项，国防发明专利 1 项。以第一作者、通讯作者发表 SCI 论文 40 篇，影响因子＞10 分 6 篇、＞5 分 14 篇，发表于 *Science Advances*、*EMBO Reports*、*Bone Research*、*Bioactive Materials* 等国际顶级期刊，累计影响因子 223 分，累计引用 1 300 余次。

Email：sirchenxiao@126.com。

苏佳灿，男，主任医师，教授，上海大学转化医学研究院院长，博士研究生导师，转化医学国家科学中心（上海）生物医用材料与器械中心主任。国家重点研发计划重点专项及军委科技委重点专项首席科学家。获省部级二等奖以上奖励 4 项，以第一作者及通讯作者发表 SCI 论文 100 余篇，总 IF＞700 分，承担国家自然科学基金重大研究计划等省部级以上项目 30 项，获批国家专利 30 项，主编主译专著 15 部。获首届全国向上向善好青年、总后勤部院校教学标兵、上海市十大杰出青年、上海市银蛇奖、上海市育才奖等，荣立解放军二、三等功各 1 次。兼任中国医师协会骨科医师分会骨质疏松学组副组长、青年学组组长，中华医学会骨科学分会骨质疏松学组委员、青年学组组长等。Email：drsujiacan@163.com。

【参考文献】

［1］Li X，Wang L，Huang B，et al. Targeting actin-bundling protein L-plastin as an anabolic therapy for bone loss. Sci Adv, 2020，6(47)：eabb7135.

［2］Weske S，Vaidya M，Reese A，et al. Targeting sphingosine-1-phosphate lyase as an anabolic therapy for bone loss. Nat Med，2018，24(5)：667 – 678.

［3］Kusumbe AP，Ramasamy SK，Adams RH. Coupling of angiogenesis and osteogenesis by a specific vessel subtype in bone. Nature，2014，507（7492）：323 – 328.

［4］Xie H，Cui Z，Wang L，et al. PDGF-BB secreted by preosteoclasts induces angiogenesis during coupling with osteogenesis. Nat Med，2014，20（11）：1270 – 1278.

【期刊推荐】

Annals of the Rheumatic Diseases，*Bone Research*，*American Journal of Sports Medicine*，*Journal of Bone and Mineral Research*，*Bone*

案例 4：
基础医学研究型学术论文写作模式探析

王丽君　肖俊杰

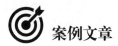 案例文章

Circulation

ORIGINAL RESEARCH ARTICLE

Long Noncoding RNA Cardiac Physiological Hypertrophy–Associated Regulator Induces Cardiac Physiological Hypertrophy and Promotes Functional Recovery After Myocardial Ischemia-Reperfusion Injury

Rongrong Gao, MD, PhD*; Lijun Wang, PhD*; Yihua Bei, PhD*; Xiaodong Wu, MS; Jiaqi Wang, BA; Qiulian Zhou, PhD; Lichan Tao, MD, PhD; Saumya Das, PhD; Xinli Li, MD, PhD; Junjie Xiao, MD, PhD

BACKGROUND: The benefits of exercise training in the cardiovascular system have been well accepted; however, the underlying mechanism remains to be explored. Here, we report the initial functional characterization of an exercise-induced cardiac physiological hypertrophy–associated novel long noncoding RNA (lncRNA).

METHODS: Using lncRNA microarray profiling, we identified lncRNAs in contributing the modulation of exercise-induced cardiac growth that we termed cardiac physiological hypertrophy–associated regulator (CPhar). Mice with adeno-associated virus serotype 9 driving CPhar overexpression and knockdown were used in in vivo experiments. Swim training was used to induce physiological cardiac hypertrophy in mice, and ischemia reperfusion injury surgery was conducted to investigate the protective effects of CPhar in mice. To investigate the mechanisms of CPhar's function, we performed various analyses including quantitative reverse transcription polymerase chain reaction, Western blot, histology, cardiac function (by echocardiography), functional rescue experiments, mass spectrometry, in vitro RNA transcription, RNA pulldown, RNA immunoprecipitation, chromatin immunoprecipitation assay, luciferase reporter assay, and coimmunoprecipitation assays.

RESULTS: We screened the lncRNAs in contributing the modulation of exercise-induced cardiac growth through lncRNA microarray profiling and found that CPhar was increased with exercise and was necessary for exercise-induced physiological cardiac growth. The gain and loss of function of CPhar regulated the expression of proliferation markers, hypertrophy, and apoptosis in cultured neonatal mouse cardiomyocytes. Overexpression of CPhar prevented myocardial ischemia reperfusion injury and cardiac dysfunction in vivo. We identified DDX17 (DEAD-Box Helicase 17) as a binding partner of CPhar in regulating CPhar downstream factor ATF7 (activating transcription factor 7) by sequestering C/EBPβ (CCAAT/enhancer binding protein beta).

CONCLUSIONS: Our study of this lncRNA CPhar provides new insights into the regulation of exercise-induced cardiac physiological growth, demonstrating the cardioprotective role of CPhar in the heart, and expanding our mechanistic understanding of lncRNA function, as well.

Key Words: exercise ■ heart failure ■ reperfusion injury ■ RNA, long noncoding

写作指导

摘要：医学研究与人类健康密切相关。医学研究论文的规范撰写与及时发表，能够更好地指导人类认识自我以及战胜疾病。同时，以学术论文的形式将研究成果发表，也是医学相关研究者与学术同行交流对话的一种重要形式。因此，具备高水平的科技论文写作能力是每一个医学研究者的必备技能。本文讨论基础医学研究型学术论文的写作模式，以期能够给医学研究生及青年研究者提供一些科研写作建议，提高其论文写作能力。

本文以 *Circulation* 杂志的一篇研究型论文为示例，简要介绍了示例论文的研究内容及其科学意义；并且以示例论文为例，从论文选题、研究方法设计、论文框架搭建、文稿撰写以及投稿期刊选择与发表 5 个方面介绍了心血管领域基础研究论文的课题设计思路和写作模式。

医学是通过科学技术研究人类健康、疾病发生发展以及防治的一门科学，因此，医学研究与人类健康密切相关。医学研究论文的规范撰写与及时发表，能够更好地指导人类认识自我以及战胜疾病。医学研究论文写作是所有医学相关研究方向的群体的必经之路，对于初入领域的硕士生、博士生乃至青年工作者而言，能够全面科学地写作研究论文是非常重要的一项技能。在本文中，作者将以发表在 *Circulation* 杂志上的一篇研究论文为例，从论文选题、研究方法设计、论文框架搭建、文稿撰写以及投稿期刊选择与发表等 5 个方面，介绍医学研究学术论文的写作思路与写作模式，以期能够给医学研究生及青年工作者提供一些科研写作建议和帮助。

一、案例论文介绍

心力衰竭是心血管疾病常见的终末期结局，预后差，是心脏病学领域尚未被征服的冰山。运动锻炼有益心脏健康，可以改善心血管疾病患者的运动能力和生活质量，显著降低其致死率和致残率。然而，运动介导心脏益处的分子机制尚不明确。长链非编码 RNA 是一类广泛参与细胞增殖、分化、肥大、代谢调控等生理过程的 RNA 分子，其功能异常与多种疾病的发生密切相关。但是，长链非编码 RNA 在心脏中的研究还较少，特别是在运动诱导生理性心肌肥厚中的作用尚未见报道。

本研究以 2021 年 7 月 27 日发表于 *Circulation* 的基础医学研究型论文 *Long Noncoding RNA Cardiac Physiological Hypertrophy-Associated Regulator Induces Cardiac Physiological Hypertrophy and Promotes Functional Recovery After Myocardial Ischemia-Reperfusion Injury* 为示例论文。该研究采用长链非编码 RNA 芯片分析，鉴定出一个新的运动诱导生理性心肌肥厚相关的长链非编码 RNA FR236703，将其命名为 CPhar（Cardiac Physiological hypertrophy-associated regulator）。研究表明，CPhar 是运动诱导生理性心肌肥厚所必需的长链非编码 RNA，过表达 CPhar 可以保护小鼠心肌缺血再灌注损伤 3 周重构所致的心功能异常和心脏纤维化。在细胞水平，过表达 CPhar 可以促进新生小鼠心肌细胞肥大、EdU 和 Ki67 阳性比例增加，以及抵抗氧葡萄糖剥夺恢复诱导的新生小鼠心肌细胞凋亡。转录因子 ATF7 是 CPhar 在心肌细胞中调控肥大、增殖和凋亡的下游分子。进一步的机制研究表明，在心肌细胞中，CPhar 可以通过与 DEAD-Box 家族的 RNA 解旋酶 DDX17 结合后隔离转录因子 C/EBPβ 来调控下游分子 ATF7 的表达。该项研究揭示了 CPhar 在运动诱导生理性心肌肥厚中的作用，阐明了运动诱导长链非编码 RNA CPhar 表达介导生理性心肌肥厚的分子机制，为防治心力衰竭提供了一种新的潜在靶点。

二、论文选题

科研工作的选题，本质上就是提出科学问题的过程，好的科学问题的提出对于科研工作展开往往能够事半功倍。科学问题的选定既需要研究者进行大量的文献调研，全面充分地了解所在领域的研究现状，又要结合客观研究条件，选定具有科学性、创新性和可行性的课题。论文题目的选定，则一般是在研究工作完成之后，根据已有研究结果，凝练出论文的核心思想观点。论文题目是一篇文章最凝练的一句描述，需要简短准确、提纲挈领。一般而言，论文题目应能够概括全文，使得读者能够在看到标题之后瞬间明白论文的主旨和核心观点；除此之外，论文题目还应逻辑严密、用词专业精准，便于论文发表之后被收录检索。

例如，"Long noncoding RNA cardiac physiological hypertrophy-associated regulator induces cardiac physiological hypertrophy and promotes functional recovery after myocardial ischemia-reperfusion injury"，此标题主题明确且准确反映全文论点，即论文研究主角是"长链非编码 RNA"，其名称是"cardiac physiological hypertrophy-associated regulator"，论文的主题是"该长链非编码 RNA 能够诱导心脏发生生理性心肌肥厚，以及促进心脏缺血再灌注损伤的修复"。

三、研究方法设计

研究方法设计是研究工作中至关重要的一个环节，科学完善的研究方法是研究实验顺利进行的保障，科学规范的实验设计能够优化人员与时间投入，使得实验数据真实可靠。通常情况下，研究方法的设计应考虑以下几个原则：

1. 研究目的和研究对象明确

设计研究方法之前必须首先明确研究目的和研究对象。研究方法的设计要围绕研究目的展开，设计的研究方法要符合研究对象的特点。设计的每一项研究方法的提出，必须确保可以对于某一研究内容给出确切的回答。

例如，"CPhar regulates NMCMs proliferation，hypertrophy and apoptosis."这一个小标题的研究目的是为了回答"CPhar 对于 NMCM 的增殖、肥大和凋亡的调控效应"。研究对象是 CPhar，研究时使用的材料是 NMCM（neonatal mouse cardiomyocyte，新生小鼠心肌细胞）。所以，针对这一小主题，设计研究方法时就应该采用干预（增加或者抑制）新生小鼠心肌细胞中CPhar，检测心肌细胞增殖、肥大和凋亡效应这一方案。

2. 对照完整

实际研究中观察到的现象往往是由于实验中多种因素导致的，为了排除非研究因素导致的实验现象，在设计研究方法时必须全面考虑各种对照组实验，以减少其他因素的干扰，确保得到的研究结果真实可靠。在设置对照组时，应该充分考虑对照组的平行性，即除了实验关注因素之外，同时同期设置相应的对照组，以最大限度减少非处理因素对研究结果的干扰性。

例如，"CPhar is necessary for exercise-induced physiological cardiac hypertrophy."这一个小标题的研究目的是为了回答"CPhar是否是运动诱导生理性心肌肥厚所必需?"在明确了以上研究目的以及研究对象为C57BL/6J小鼠之后，采用同一批、同周龄实验鼠，设计了如下分组：静坐对照组（组1：注射对照AAV9病毒；组2：注射CPhar抑制AAV9）；运动锻炼组（组1：注射对照AAV9病毒；组2：注射CPhar抑制AAV9）。这一研究方案的设计可以同时同期得出注射AAV9病毒本身所可能产生的效应，以及运动锻炼和不运动锻炼心脏所产生的效应，从而得出"抑制CPhar之后运动诱导生理性心肌肥厚效应将不能发生，CPhar对于运动诱导生理性心肌肥厚的产生是必需的"这一结论。

3. 随机盲测

与设置对照组相似，研究方法设计中随机方法的使用也是为了最大限度消除非处理因素对研究结果的干扰性。

例如，"The echocardiographer was blinded to the treatment groups and surgical procedure."小动物心超检测时，采用了实验顺序随机的检测，心超测试人员只需记录小鼠的耳标号，而对于小鼠的分组情况完全不知情。这样可以一定程度上实现各组小鼠被检测的先后顺序机会相等，且最大限度减少实验中可能产生的主观影响。

4. 重复性

设计研究方法时要安排重复实验，即要在相同的处理条件下进行多次重复检测，以提高研究结果的可靠性。对于重复性，包括两类：① 相同组设计多个检测对象，得到类似结果；② 多次独立实验相同检测，得到类似结果。

例如，"CPhar prevents ischemic reperfusion injury-induced cardiac remodeling and dysfunction. (C) Representative echocardiographic images and left ventricular ejection fraction（EF），ventricular fractional shortening（FS）of mice injected with AAV9-CPhar or control at day 21 after IR/I surgery（$n=10:10:11:13$)."这里 $n=10:10:11:13$，表示四个组别中每组检测对象的个数，即小鼠数量分别是 10 只、10 只、11 只、13 只。在设计研究方法时，采用相同组检测多个对象的方法，可以避免由于个体因素导致的偶发现象。因此，能够具有组别代表性的结果必须具备一定数量的同组测试对象。

四、论文框架搭建

在正式开始撰写研究论文时，作者应先起草一份论文提纲。提纲可以帮助作者构思出全文的基本骨架和思路，形成全局框架。论文框架逐步形成的过程也是论文构思的过程，需要进行大量的文献调研和对提纲内容反复推敲，并且逐步完善分论点和论据，丰富提纲。因此，在开始撰写论文内容之前，先要将整体逻辑梳理清楚，列出论文框架提纲。该框架的列出可以分以下两步完成。

1. 起草各级小标题

起草论文框架的第一步，应简明扼要地拟出每一部分的小标题。首先，规划好文章架构，包括几个大的部分；其次，结果部分，应该围绕论文主题拟出每一个分结论的小标题，这些小标题拟定时要考虑小标题之间存在怎样的逻辑和层次关系，以及各部分是如何支持论文主题观点的。

例如，Title：Long noncoding RNA cardiac physiological hypertrophy-associated regulator induces cardiac physiological hypertrophy and promotes functional recovery after myocardial ischemia-reperfusion injury

① Introduction

② Methods

③ Results：

Regulation of lncRNAs in Response to Endurance Exercise.

Role of CPhar on NMCM Growth and Apoptosis.

ATF7 Is a Downstream Factor of CPhar in NMCMs.

DDX17 Is Identified as a Binding Partner of CPhar in Regulating ATF7 by Sequestering C/EBPβ.

CPhar Is Necessary for Exercise-Induced Physiological Cardiac Hypertrophy.

CPhar Prevents Myocardial IR/I-Induced Cardiac Remodeling and Dysfunction.

④ Discussion

2. 列出各关键小标题的主要论点和支撑证据

在列出论文的小标题之后，论文的轮廓已初步形成。接下来，应思考每一部分的主要论点和支撑证据，并将关键点列出。对于结果部分，主要论点的支撑证据应该主要来自该论文的实验结果；对于引言和讨论部分，这些主要论点可以由前人所做的研究工作和已经形成的理论基础，以及本论文的实验结果共同组成；此外，在讨论部分，除了提出本论文的重要结论，还应该紧扣主题强调出研究工作的重要性和创新性，当然如果研究存在一定的局限性，也可以在讨论部分提出。

例如，讨论第一段：

① 提出科学问题。"Although the benefits of exercise training to the cardiovascular system are well accepted at the epidemiological level，the underlying mechanism is not fully explored."

② 提出论文研究工作的重要结论。注意区别于结果部分描述。"Here，we report … ."

③ 强调出研究工作在领域内的重要性和创新性。"Our studies of CPhar provided new insights into the regulation of exercise-induced cardiac physiological growth，demonstrating the cardioprotective role of CPhar in the heart，and expanding our understanding of lncRNA functions and regulatory mechanisms，as well."

五、医学研究论文文稿撰写

论文框架搭建清晰之后，就可以开始准备正式撰写文稿。通常情况下，医学研究论文包括摘要（Abstract）、引言（Introduction）、材料与方法（Materials and Methods）、结果（Results）和讨论（Discussion）五大部分。

1. 摘要的撰写

摘要是研究论文内容的浓缩版本，要能够简明扼要地介绍该研究论文的背景、主要的方法与结果、结论以及研究意义。摘要应言简意赅、主题鲜明、重点突出。不同期刊对于摘要的格式、字数要求会有所不同，通常字数在 150～300 字，格式是结构式或一段式。作者在对研究论文进行撰写时，应参考准备投稿的期刊要求进行摘要部分的撰写。

例如，*Circulation* 对于摘要的格式要求是必须以四段结构式展现，即"Background（描述研究背景）、Methods（方法简介）、Results（主要结果）和 Conclusions（结论和意义，强调新意和创新点）"。以 Background 为例，"Background：The benefits of exercise training in the cardiovascular system have been well accepted；however，the underlying mechanism remains to be explored. Here，we report the initial functional characterization of an exercise-induced cardiac physiological hypertrophy-associated novel long noncoding RNA (lncRNA)."这里针对该研究论文的背景知识进行了简要概括，并且点出研究主体（LncRNA）。

2. 引言的撰写

引言部分是正文的开始部分，主要是介绍研究工作所在领域的主要背景、研究现状，引出论文涉及研究工作的重要性、科学意义以及实际应用价值。通常情况下，引言可以分为三部分展开：首先，介绍本领域内的研究进展情况，提出亟待解决的科学问题；其次，说明该研究课题的研究近况及引出所研究课题的重要意义；最后，简述本论文研究的主要工作及其意义。引言撰写要重点突出、层次分明、详略得当，使得文章逻辑快速进入主题，切忌大段赘述无关背景知识。

例如，"Cardiovascular diseases contribute significantly to the global burden of the morbidity and mortality attributed to chronic diseases. ... . The protective effects of exercise training on the cardiovascular system have been widely recognized. ... . However, it is still unclear how to fully understand the mechanisms responsible for exercise-induced cardiovascular protection." 开始先综合介绍本研究领域的情况，然后用转折词（However）写出现存的待解决问题。逻辑上，这个问题应该是本研究论文的核心关键词之一。

"Exercise-induced cardiac physiological hypertrophy is a benign adaptive ... . Thus, further in-depth exploration of ... is of great significance for the discovery of new therapeutic targets for cardiovascular diseases. ... . Few studies to date have unveiled the function of ... ." 描述清楚此领域的研究近况之后，提出该研究课题的重要性，以及研究的必要性。

"We identified a lncRNA ... Our results collectively provide new insights into ... ." 介绍本研究开展了哪些工作，以及有什么科学意义和应用价值。

3. 材料与方法的撰写

材料与方法部分是论文中非常重要的一部分，也是论文结果部分重要的支撑论据。因此，撰写这一部分时一定要注意描述详细具体，但忌啰唆冗长。对于众所周知的常规操作和实验可以简单写，而本研究论文中特有的或者是创新的实验应该详细写。材料与方法部分一般分成若干个小标题，每种实验进行一段详细清楚的描述，确保读者能够按照材料与方法的描述，完整重复出实验结果。这部分对于研究中所使用的实验对象（名称、品系、来源、性别、年龄、体重、分组依据等）、实验仪器（品牌、货号等）、实验试剂（品牌、货号、批号等）、实验条件（时间、温度、用量等）、统计方法都应该有非常准确的描述。例如，"For swim training, 8-week-old C57BL/6J male mice were subjected to ... .";"Mice were anesthetized with ... . All the echocardiography data are presented in Table I in the Data Supplement. ..." 除需对实验对象描述清楚，必要时还可以辅以表格支持。此外，涉及人类或实验动物在医学研究过程中应该遵守的所有伦理原则，亦应在该部分详细描述。例如，"All experiments with animals were based on the Guidelines on the Use and Care of Laboratory Animals … . The protocol was reviewed and approved by the ethical committees of … ."

4. 结果的撰写

结果部分是研究工作中主要数据的呈现部分，是研究的核心发现和重要价值的体现，也是一篇论文质量的体现。通常情况下，结果部分可以分成几个小标题来撰写，每部分具有一个分论点，几个分论点共同支持论文的主题论点。结果部分要严谨、客观、准确地描述实验数据，得出实验结论，这部分一般不需要讨论和过多拓展、解释。

例如，"ATF7 Is a Downstream Factor of CPhar in NMCMs"这部分段落重点描述哪些实验结果表明"心肌细胞中 ATF7 是 CPhar 的下游分子"这一客观事实，但是并不会对 ATF7 是 CPhar 的下游分子的科学价值进行阐述和讨论。

5. 讨论的撰写

讨论部分与引言部分有相似之处，均需要分析所研究科学问题的研究背景、现状，以便于提出研究内容的重要性。但是，二者在写作形式上是有显著不同的。讨论部分要进行合理的推理和解释，切忌无理论依据和事实依据的过分夸大。讨论部分的撰写建议分为以下几步：

① 总结本研究课题的已知情况和本研究论文的发现。

② 分别针对研究论文中的几个重要结果进行讨论，每个发现点可以作为一段。这里讨论的时候需要结合作者对本研究领域的了解和已发表的研究成果，并提出本论文的发现点的科学意义和创新点。

③ 讨论本研究论文存在的不足之处和局限性。

④ 结论部分，总结论文中最主要的结果，并且提出研究的意义和应用价值。

例如，"Transcription factor ATF7 is a member of … . superfamily. Recent studies have shown that ATF7 … . However, the function of ATF7 in the heart has not been reported. In our study, we found that … . in NMCMs. To the best of our knowledge, this is the first study of ATF7 in the heart and its modulation by CPhar expression." 这段讨论首先概述了 ATF7；随后提出 ATF7 在心血管领域的研究情况以及存在哪些未知；接着解释了本论文研究工作发现了什么；最后凝练出该发现点的意义。

六、选择合适的投稿期刊及发表

在论文写作完成之后，经过初稿、修改、定稿之后，将要进行论文的投稿。在正式投稿之前要先选择合适的目标期刊，可以综合考虑以下几个方面：① 稿件主题适合的期刊；② 期刊的影响力；③ 作者本人经常阅读和引用的期刊：类似的研究论文是否在该期刊发表。

考虑稿件主题适合的期刊时可以阅读研究论文所在领域的常见期刊的"作者须知"中关于期刊刊登论文范围的说明，分析哪些期刊的办刊宗旨和刊登范围符合自己的稿件。在符合刊登范围的期刊中，结合作者本人经验以及科学同行对其评价进一步选刊，可以考虑选择领域内口碑佳且自己经常阅读和引用的期刊进行投稿。

例如，"*Circulation* publishes original research manuscripts, review articles, and other invited content related to cardiovascular health and disease, including observational studies, clinical trials, epidemiology, health services and outcomes studies, and advances in basic and translational research." *Circulation* 杂志刊登与心血管健康和疾病密切相关的研究文章，包括观察性研究、临床试验、流行病学研究、卫生服务和结果研究，以及基础和转化研究。

在本示例论文中，研究针对"心力衰竭的防治"这一心血管领域的重点和难点问题。区别于经典的探索疾病的发生发展机制以期治疗疾病的研究策略，创新性地从运动诱导生理性心肌肥厚保护心力衰竭的角度出发，鉴定出运动保护心脏的关键长链非编码 RNA 及其调控机制。示例论文为心力衰竭的防治提供了新的理论依据和干预靶点，完善了运动保护心脏的理论基础，也拓展了非编码 RNA 的可能的作用机制。示例论文的研究符合 *Circulation* 杂志的论文刊登范围，最终经过同行专家评审和修改之后发表。

七、结束语

稿件投出并不意味着论文写作完成，在论文发表之前，稿件还需要根据期刊编辑和审稿人的意见进行多次修改完善。稿件被接收后，作者需要认真按照杂志社和出版社的要求进行稿件校正、版权签订等，当完成期刊所有要求，研究论文顺利发表，论文写作才正式完成。科技论文写作也是研究工作不断打磨、不断完善的过程，期待读者在写作实践中提升自我，发表高质量研究论文，为人类医学发展做出贡献。

 作者介绍

肖俊杰，男，博士，上海大学医学院教授、博士生导师。国家杰青，上海市曙光学者，上海市优秀学科带头人。主要研究领域：运动锻炼对心血管保护作用的机制研究。代表性论文发表在 *Circulation*、*Nature Communications* 上。作为主编出版英文书籍 7 本，牵头撰写中国医师协会心脏康复专业委员会科学声明，参编美国心脏协会科学声明和欧洲心脏病学会心力衰竭专委会教材。主持国家自然科学基金重点国际合作项目、科技部重点研发计划/政府间国际科技创新合作重点专项等。Email：junjiexiao@shu.edu.cn。

王丽君，女，博士，上海大学生命科学学院讲师、硕士生导师。主要研究领域：RNA 与心脏疾病。在 *Circulation*、*Nucleic Acids Research* 等期刊发表学术论文 10 余篇。主持项目：国家自然科学基金面上项目、青年基金和上海市自然科学基金。Email：lijunwang@shu.edu.cn。

【参考文献】

［1］Gao R，Wang L，Bei Y，et al. Long noncoding RNA cardiac physiological hypertrophy-associated regulator induces cardiac physiological hypertrophy and promotes functional recovery after myocardial ischemia-reperfusion injury. Circulation，2021，144，303－317.

［2］［美］凯特·L. 杜拉宾. 芝加哥大学论文写作指南（第 8 版）. 雷蕾译. 2015，北京：新华出版社.

【期刊推荐】

Circulation，*Circulation Research*，*European Heart Journal*，*Journal of Clinical Investigation*，*Cardiovascular Research*，*Journal of Molecular and Cellular Cardiology*，*Journal of Cardiovascular Translational Research*

案例 5：

人脑组织捐献者人口统计学和医学特征分析：
协和人脑组织库建设初探

张翰林　马　超

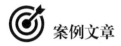 案例文章

Journal of Alzheimer's Disease 66 (2018) 1245–1254
DOI 10.3233/JAD-180779
IOS Press

1245

Analysis of Brain Donors' Demographic and Medical Characteristics to Facilitate the Construction of a Human Brain Bank in China

Hanlin Zhang[a,b,1], Kang Chen[a,b,1], Naili Wang[a,c], Di Zhang[a,c], Qian Yang[a,d], Qing Zhang[a,d], Pan Liu[a,d], Mengyao Wan[b], Changlin Gong[b], Xinyu Hong[b], Wenying Qiu[a], Xiaojing Qian[a], Yongmei Chen[a,*] and Chao Ma[a,d,*]

[a]*Department of Human Anatomy, Institute of Basic Medical Sciences, Histology and Embryology, Neuroscience Center, Chinese Academy of Medical Sciences, School of Basic Medicine, Peking Union Medical College, Beijing, China*
[b]*Eight-year MD Program, Peking Union Medical College, Beijing, China*
[c]*National Experimental Demonstration Center of Basic Medicine, Peking Union Medical College, Beijing, China*
[d]*Joint Laboratory of Anesthesia and Pain, Peking Union Medical College, Beijing, China*

Accepted 21 September 2018

Abstract. The Chinese Academy of Medical Sciences and Peking Union Medical College (CAMS/PUMC) Human Brain Bank was established in December 2012 and had accomplished 197 brain donations by November 2017. The brain bank was based on a large-scale willed body donation program in CAMS/PUMC starting from 1999. Demographic and medical characteristic analysis of brain donors was conducted to facilitate the construction of the brain bank. The average postmortem delay of brain donors was 17.7 h and 77.7% of these donors died less than 15 km away from the brain bank. Donors were predominantly with higher-level education ($p < 0.001$) and at an older age when registration ($p < 0.001$) and donation ($p < 0.001$) occurred. Our results elucidated the characteristics of donors in the CAMS/PUMC Human Brain Bank, which may provide useful information to target potential donors and improve the quality and quantity of brain specimens. The current study may pave the way for the construction of a nationwide network of standardized human brain banks in China.

Keywords: Demography, tissue and organ procurement, tissue banks, tissue preservation

写作指导

摘要：《人脑组织捐献者人口统计学和医学特征分析：协和人脑组织库建设初探》于 2018 年发表于 *Journal of Alzheimer's Disease* 杂志。协和人脑组织库（以下简称协和脑库）成立于 2012 年 12 月，截至 2017 年 11 月，已完成 197 例人脑组织捐献，对人脑组织捐献者进行人口统计学和医学特征分析，可以为人脑组织库的建设提供依据。本研究揭示了协和脑库捐献者的特征，可以为寻找潜在的捐献者提供借鉴，提高脑组织样本的数量和质量。此研究可能为在中国建立全国性的人脑组织库网络提供参考。本文总结了此研究及相关系列研究的设计、写作、发表历程，与读者共同探讨、共同提高。

读者朋友们，很高兴可以和大家分享我们的文章：*Analysis of Brain Donors' Demographic and Medical Characteristics to Facilitate the Construction of a Human Brain Bank in China*，此文章于 2018 年发表于 *Journal of Alzheimer's Disease* 杂志上（最新影响因子：4.160）[1]。第一作者是北京协和医学院临床医学八年制专业的张翰林和陈楝，通讯作者是北京协和医学院人体解剖与组织胚胎学系的陈咏梅教授和马超教授。该文章对协和脑库人脑组织捐献者的人口统计学和医学特征进行分析，旨在为寻找潜在的捐献者提供借鉴、提高脑组织样本的数量和质量，为在中国建立全国性的人脑组织库网络提供参考。

首先，介绍几个重要的概念。① 遗体捐献：遗体捐献（body donation）指的是自然人生前自愿表示在死后由其执行人将遗体捐献给医学事业的行为，以及自然人生前未明确表示是否捐献、死后由其近亲属将遗体捐献给医学事业的行为[2,3]。② 人脑组织库（human brain bank）：简称"脑库""脑银行"；捐献者在去世后将人脑捐献至脑库，由脑库工作人员统一处理、管理，脑科学家申请使用脑库中的样本，进行神经系统疾病的病因、发病机制、诊断、治疗等方面的研究，得到的研究成果助力学科发展，造福人民群众[4~6]。③ 人口统计学（demography）：在遗体捐献或脑组织捐献中，人口统计学研究是针对登记者或捐献者进行的、研究人口现象的数量特征及其关系的、辅助制定捐献政策的重要方法，可以了解既往捐献情况，指导后续工作[6~8]。

对我们思路启发较大的一篇文献是发表于 *Anatomical Sciences Education* 上的 *Using Body Donor Demographics to Assist the Implementation of Donation Programs in Brazil*（使用遗体捐献者的人口统计学数据协助巴西实施捐献计划）。*Anatomical Sciences Education* 是一份主要发表解剖教育相关文章的知名杂志，目前影响因子 6.652，我们有定期阅读 *Anatomical Sciences Education* 发表的最新文章的习惯。此文章对 2008 年 1 月至 2016 年 6 月期间捐献者在登记时填写的表格中的信息进行了收集，对 416 份表格的数据进行了分析。同时，我们在知网上检索主题为"遗体捐献"，在 PubMed 上检索"body donation"，进行了中英文文章的阅读，发现：既往有些中文的文章对当地遗体捐献站的人口统计学数据进行了总结，但并没有英文的文章对国内的遗体捐献站的人口统计学数据进行总结。此外，通过查阅文献，以及与北京协和医学院人体解剖与组织胚胎学系的曹承刚老师和王乃利老师的交流，我们了解到，尽管协和的解剖教学使用捐献者的遗体（又称大体老师、无言良师）已有相当长时间，但由于历史原因，尤其是器官捐献的影响，非业界人士以及部分国际学者对于国内解剖教学使用的遗体来源仍然存在着质疑。因此，对遗体捐献的登记者和捐献者进行人口统计学分析，可以对此问题进行澄清。此外，正如巴西的文章所提到的，阐明潜在捐献者的人口特征，可能有助于将有关遗体捐献的信息更有针对性地向目标人群进行宣传[8]。关于协和遗体捐献站和人脑组织库的一些介绍，读者可阅读相关文章[4,6,9,10]，本文暂不赘述。组会上，我们对上述的研究思路（对协和遗体捐献站的人口统计学资料进行总结分析）进行了汇报，得到了课题组长马超教授的肯定，同时，他给出了两方面的建议：第一，对于遗体捐献的人口统计学的资料分析，可以参考巴西的文章[8]以及既往发表的中文文章[10]，同时可以邀请耶鲁医学院的 Lawrence J. Rizzolo 进行必要的指导；第二，人脑组织库是在遗体捐献站的基础上建成的，并且协和脑库是国内最大规模的人脑组织库，可以从脑组织捐献的登记者和捐献者的角度对人口统计学的特征进行分析，可能对人脑组织库的建设有意义。根据此建议，我们计划同时进行两篇英文文章的撰写，前者的意义主要体现在解剖教学方面，后者的意义主要体现在脑库建设方面。

下面谈一下该文章的方法选择和结果呈现。数据收集方面，我们对由北京红十字会设计并由捐献者填写的遗体捐献登记表、由捐献者亲属在脑库工作人员的帮助下填写的协和脑库信息采集表、由脑库工作人员填写的脑库取材记录表上相关的数据进行了收集。为了比较捐献者的人口结构是否与北京公民的人口结构存在差异，统计结果与国家统计局最新的全国人口普查数据以及既往文献中北京居民的死亡原因[11]进行了比较。获得研究机构的伦理委员会批准也是方法学中必须提及的内容。统计学分析方面，采用的是较为基础的统计学检验的方法，初学者可以参考周支瑞讲的"GraphPad 从入门到精通"的课程，周老师的统计指导会对统计学初学者提供非常精准、有效的指导，在网络上也有一些相关的视频。结果的呈现首先需要对结果部分有初步的架构，建议以小标题的形式进行呈现，本文的结果由以下关键部分组成：捐献数据（图 1）、取材延误时间（图 2）、死亡地点（图 3）、人口统计学特征（表 1）、死亡原因（图 4）。表的制作用 Excel 即可完成，图的制作建议使用 GraphPad（注：图表参见例文）。

关于讨论部分，有以下几个重要的方面需要注意。讨论部分是否需要有小标题的问题，部分杂志会要求讨论部分以小标题的形式展开，看起来会有逻辑一些。本文是采用小标题的形式展开的，讨论部分的小标题会基于结果部分的小标题，但是也会加一些其他的内容（A service to research community and its relevance to the research of Alzheimer's disease 以及 Significance，limitations，and further direction of the research）。其实，多数文章的讨论部分并不要求以小标题的形式进行展开，而是直接由多个段落所组成。讨论部分的核心组成（三部曲）如下：第一，对文章重要结果和意义的简单阐释，本文暂缺，通常作为讨论部分的第一段；第二，对文章的重要结果（或者重要图表）按照结果出现的先后顺序或者其他逻辑顺序进行细致讨论及必要展开；第三，对文章的重要性、局限性，以及未来的研究方向进行阐释，通常作为讨论的最后两段或三段（有时讨论部分之后需要单独写 Conclusions 部分）。就本篇文章来说，本文的重要性在于，本研究首次对中国人脑组织库捐献者的人口统计学和医学特征进行了分析。一方面，这反映了中国人脑库建设的现状；另一方面，捐献者概况的调查可以在未来针对更有可能捐献的潜在人群，从而扩大脑库的规模。本研究提供了中国脑组织捐献的人口统计学和医学特征概况，并为建立基于遗体捐献站的人脑组织库提供了一种创新的方法。本文的局限性在于如下两方面。首先，样本数量相对较少，部分信息的缺失可能导致结论不准确。进一步的研究将更多地集中在详细的人口统计资料和病史收集与分析上，包括种族、宗教、婚姻状况、社会经济状况、家庭成员的捐献状况、慢性病以及北京其他医院的详细病历等。其次，在本研究中，死因仅从死亡证明中获得，在某些情况下并不一定可以反映神经退行性疾病的诊断。脑库工作人员定期向捐献者的亲属收集捐献者的病历，努力从捐献者所在的医院或疗养院收集详细的病史。脑组织捐献者的病历和相关的影像记录的收集和保存将是未来脑库的工作重点之一。文章的重要性和局限性并不是写作前就了解的，而是随着写作的进行会有更深的理解，并且建议多与通讯作者交流这些部分，会有不一样的认识和更深的理解。此外，重要性需要在客观的基础上多突出一些，局限性需要在客观的基础上准确阐释，但让文章有硬伤的局限性应该在写作前就想到并且尽量克服。

关于致谢部分，建议在基本成文后，与通讯作者讨论这部分需要放哪些内容，尤其是需要核实支持文章或研究的基金。关于参考文献可以用 EndNote 或者 NoteExpress 进行管理。建议英文文章用 EndNote，中文文章用 NoteExpress。特别需要注意的是，在撰写英文文章时，有时需要引用中文核心期刊上的文献，建议引用有英文题目和英文摘要的中文文献，这样可以在知网上检索到英文题目，直接导入 EndNote 即可，相对便捷、准确。同时建议在开始写作之前，就与通讯作者进行交流，拟定意向期刊，这样的话，文章的结构以及参考文献可以比较早地有所准备，因为不同的杂志对于文章重要的组成部分和参考文献的数量以及格式都会有各自的要求，提前了解、提前构思很重要。

本研究投稿较为顺利，开始投稿 *Journal of Alzheimer's Disease*，获得小修，修改返回后即接收。前文提到的与之基本同时构思、同时写作的关于遗体捐献的文章则较为曲折：开始投稿 *Anatomical Sciences Education*，外审后拒稿，之后继续改投 *Annals of Anatomy*、*Clinical Anatomy*、*Journal of Anatomy* 等，要么外审后拒稿，要么直接拒稿，很有挫败感，感觉投中 SCI 期刊的难度很大。在细致地对文献进行检索后，我们发现，该类文章有些发表于 SSCI（社会科学引文索引）上，于是，我们打算转投 *Omega-Journal of Death and Dying*（SSCI）杂志，获得小修，修改返回后即接收[12]。我们的感受：文章的出发点或者说要解决的问题，一定要相对新颖，一定要在既往研究基础之上适当创新，如果单纯在既往研究基础之上进行重复，后续投稿可能会面临较大困难。此外，我们也对遗体捐献相关的课题做了进一步的研究及综述，发表了一些论文。2019 年正值北京市遗体捐献项目开展 20 周年，我们在 *Anatomical Sciences Education* 上发表了 *Body Donation in Beijing，China in last 20 Years: Current Status and Future Development* 的 Letter，向国际学者报道了北京市 20 年间在遗体捐献方面所做的工作[13]。这篇 Letter 修回数次，主要是语言润色的问题。*Anatomical Sciences Education* 作为教育学的顶刊，对语言要求极高，修改数次，编辑仍不满意。关于语言的润色，可以自己先使用 Grammarly 进行润色，也可以联系医学英语的老师以及外教帮忙修改，终极的解决方案是寻求专业机构的帮助，此处不过多展开。此外，在中文文章方面，本课题组对北京遗体捐献[14]和中国遗体捐献[3]的现状进行了综述，基于 CNKI 和 Web of Science 核心合集数据库对遗体捐献研究现状进行了汇总分析及热点透视[15]等。

关于该领域的代表性期刊，或者说在投稿之前选择意向杂志的问题，各个出版社有很多选刊的工具，大家可以自行百度。但是，除了选刊工具之外，还有另外两种重要的选刊方式，第一是与课题组长以及其他成员多多交流，大家的意见可以作为参考；其次建议对既往类似研究发表的文献进行细致阅读，并对涉及的期刊心中有数，这样可以更好地选刊投稿。以上是我们对课题组发表的《人脑组织捐献者人口统计学和医学特征分析：协和人脑组织库建设初探》的案例分享，大家有问题也可以与我们联系，希望可以帮得到大家，谢谢！

 作者介绍

张翰林，男，北京协和医院皮肤科住院医师，毕业于北京协和医学院临床医学八年制专业。参与人体解剖、遗体捐献、人脑组织库的科研项目，参与北京协和医学院遗体捐献站的运行与北京协和医学院人脑组织库的建设工作。以第一作者/共同一作发表 SCI 文章 23 篇，以第一作者发表中文核心文章 4 篇。科研论文发表在 *Neuroscience Bulletin*、*Journal of Alzheimer's Disease*、*Anatomical Sciences Education* 等杂志上。邮箱：hlzhangpumc@126.com。

马超，男，北京协和医学院解剖与组织胚胎学系主任、教授、博士生导师。从事慢性痛与痒的神经机制、人脑组织库的建设、衰老与痴呆的人脑机制等研究，成果发表在 *Alzheimer's & Dementia*、*Neuroscience & Biobehavioral Reviews* 等杂志上。担任中国解剖学会常务理事、副秘书长、人脑库研究分会主任委员、北京解剖学会副理事长等职务。邮箱：mcpumc@163.com。

【参考文献】

［1］Zhang H，Chen K，Wang N，et al. Analysis of Brain Donors' Demographic and Medical Characteristics to Facilitate the Construction of a Human Brain Bank in China. J Alzheimers Dis，2018，66：1245‐1254.

［2］陈旦，李建平，黄菊芳，等. 基于国内外比较的我国遗体捐献工作的问题及对策解析. 中国临床解剖学杂志，2014，32：626‐629.

［3］张翰林，王乃利，张迪，等. 中国遗体捐献的过去、现在与未来. 基础医学与临床，2021，41：1356‐1359.

［4］仇文颖，刘帆，杨倩，等. 人脑组织库样本 100 例质量及影响因素分析. 解剖学报，2016，47：309‐314.

［5］包爱民，吴娟利. 中国人脑组织库建设的意义及国内外现状. 诊断学理论与实践，2018，17：373‐376.

［6］王乃利，张翰林，王雪，等. 国家发育和功能人脑组织资源库捐献者初步分析. 临床神经外科杂志，2021，18：242－246.

［7］Garrick T，Howell S，Terwee P，et al. Brain donation for research：who donates and why? J Clin Neurosci，2006，13：524－528.

［8］da Rocha AO，de Campos D，Farina MA，et al. Using body donor demographics to assist the implementation of donation programs in Brazil. Anat Sci Educ，2017，10：475－486.

［9］张翰林，唐珂韵，胡心至，等. 风雨兼程 20 载：北京志愿遗体捐献总结与展望. 基础医学与临床，2021，41：125－129.

［10］王乃利，穆瑞民，张迪，等. 做好遗体捐献，促进解剖教学改革. 基础医学与临床，2016，36：415－418.

［11］王晶. 2015 年北京市居民死因分析. 首都公共卫生，2016，10：148－151.

［12］Zhang H，Chen K，Wang N，et al. Analysis of Population Representation Among Willed Whole-Body Donors to Facilitate the Construction of a Body Donation Program in China：From the Perspective of Medical Students and Anatomists. Omega (Westport)，2020：30222820913717.

［13］Zhang H，Ma C. Body donation in Beijing，China in the last 20 years：current status and future development. Anatomical sciences education，2020，13：272－273.

［14］张翰林，唐珂韵，胡心至，等. 风雨兼程 20 载：北京志愿遗体捐献总结与展望. 基础医学与临床，2021，41：125.

［15］刘润竹，唐珂韵，雷曙槟，等. 基于 CNKI 和 Web of Science 核心合集数据库的遗体捐献研究现状及热点透视. 解剖学报，2021，52：827－833.

【期刊推荐】

Neuroscience Bulletin，*Journal of Neuroscience*，*Brain Behavior and Immunity*，*Brain Pathology*，*Journal of Alzheimer's Disease*

案例 6：

以 Ubr1 介导的 N 端降解子的多聚泛素化为例浅谈医学论文的写作技巧

于圆圆

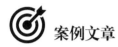 案例文章

Structural insights into Ubr1 mediated N-degron polyubiquitination

Man Pan[1,5,*], **Qingyun Zheng**[2,5], **Tian Wang**[2,5], **Lujun Liang**[2,5], **Junxiong Mao**[2], **Chong Zuo**[2], **Ruichao Ding**[2], **Huasong Ai**[2], **Yuan Xie**[1], **Dong Si**[4], **Yuanyuan Yu**[1,3,*], **Lei Liu**[2,*], **Minglei Zhao**[1,*]

[1]Department of Biochemistry and Molecular Biology, The University of Chicago; Chicago, IL 60637, USA.

[2]Tsinghua-Peking Center for Life Sciences, Department of Chemistry, Tsinghua University; Beijing 100084, China.

[3]Institute of translational medicine, Shanghai university, Shangda Road 99, Shanghai 200444, China.

[4]Division of Computing and Software Systems, University of Washington Bothell, Bothell, WA 98011

[5]These authors contributed equally to the work.

Abstract

The N-degron pathway targets proteins bearing a destabilizing residue at the N-terminus for proteasome-dependent degradation [1]. In yeast, Ubr1, a single-subunit E3 ligase, is responsible for the Arg/N-degron pathway [2]. How Ubr1 mediates the initiation of ubiquitination and the elongation of the ubiquitin (Ub) chain in a linkage-specific manner through a single E2 ubiquitin-conjugating enzyme (Ubc2) remains unknown. Here, we developed chemical strategies to mimic the reaction intermediates of the first and second Ub transfer steps, and determined the cryo-electron microscopy (cryo-EM) structures of Ubr1 in complex with Ubc2, Ub, and two N-degron peptides, representing the initiation and elongation steps of ubiquitination, respectively. Key structural elements, including a Ubc2 binding region (U2BR) and an acceptor Ub binding loop on Ubr1, were identified and characterized. These structures provide mechanistic insights into the initiation and elongation of ubiquitination catalysed by Ubr1.

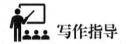 写作指导

摘要：学术论文是逐步锻造而成的，具体步骤包括：① 论文选题，紧跟前沿科学，精准定位命题；② 文献调研，总结前人工作，发现当前瓶颈；③ 研究设计，提出新技术、新方法、新思路，突破瓶颈；④ 论据整理，立体地、有层次感地梳理论据，提出核心论点；⑤ 论文撰写、查证与审稿意见回复。笔者将基于上述步骤，结合我们2021年发表于 *Nature* 的文章 *Structural insights into Ubr1-mediated N-degron polyubiquitination*（Ubr1 介导的 N 端降解子的多聚泛素化的结构机制），浅谈该项目从立项到成文的整个过程。包括为何选取泛素 E3 酶 Ubr1 的功能机制作为研究目标；如何设计研究策略来破解 Ubr1 功能机制研究的当前瓶颈；如何设计实验来获取必要的论据，最终得出完整的结论；如何撰写论文及选择合适的杂志投稿；以及如何回复审稿人意见等。希望可以为开展类似研究工作的科研人员提供参考。

一、案例论文介绍

泛素化修饰是真核生命系统中常见的翻译后修饰，存在于诸多信号通路中[1]，其中 N 端降解通路是首个被鉴定发现的泛素化修饰介导的蛋白降解系统[2]。N 端降解通路指的是 N 端含有某些特定氨基酸残基的蛋白可以被特定的泛素 E3 酶识别并被多聚泛素化修饰，最终多聚泛素化修饰将导致该蛋白经蛋白酶体降解[3~5]。据估计，80％的人源蛋白可被 N 端降解通路调控[6]。

在酵母中，泛素 E3 酶 Ubr1 可以行使 N 端降解通路，其可以识别两种类型的 N 端降解子，即 N 端为带正电荷氨基酸残基（Arg、His）的 1 型降解子和 N 端为大位阻疏水氨基酸残基（Trp、Tyr、Ile）的 2 型降解子。虽然 Ubr1 自发现至今已有 30 多年，但由于自身结构松散，其结构信息以及其是如何招募含 N 端降解子底物蛋白和泛素-E2 硫酯来合成多聚泛素化修饰

的机制至今未知。我们通过蛋白化学合成策略，合成了 Ubr1 介导的 N 端降解子泛素化起始、延伸的中间体模拟物，用以捕获了 Ubr1 介导的 N 端降解子的泛素化起始及 K48 链型泛素延伸的构象，最终解析了 Ubr1 介导 N 端降解子的泛素化修饰起始、延伸时的近原子分辨率的功能机制。该项目解答了历史遗留问题，具有很大的历史意义及理论价值，文章最终发表于 *Nature*。

二、论文撰写及投稿过程分析

1. 论文选题和文献调研

成功的研究都是建立在成功的选题之上，因而选题从某种意义上讲是影响论文最终发表在高水平期刊上的关键因素。选题时范围应该明确，选题范围过大会导致研究内容宽泛不深入，而选题范围过小则会导致文章细节偏多，很难提高文章档次。通过培养多思考多提问的问题意识，我们可以在科学研究、文献阅读、合作交流中不停地发现潜在的研究命题；在获得这些潜在可选命题后，我们下一步需要的就是建立命题的甄别意识，即判断选题的好坏。一个研究命题的好坏取决于所选研究命题涉及的研究对象是否重要，基于该研究对象开展的相关研究是否有应用价值，以及最终的研究成果对所研究对象的现有知识领域是否有新的突破等。此外，我们需要谨记学术是不断进步然后才能趋于完善的，前人有些结论在当时条件下是正确的，但随着时间的推移、技术的革新，其正确性有待进一步验证，有实验依据的质疑、反驳，这样的选题也是有意义的。

甄别选题最便捷的方法就是进行大量的文献调研：调研前人文献不是盲目地把所有相关文献都罗列出来阅读，而是优先找出一些发表在权威期刊上、具有代表性的论著，随后结合自己当前的研究内容来缩小文献调研范围，最终实现相关领域文献的精准把握。完成文献调研后，应该熟读有价值的文献，做到对前人工作、观点十分熟悉，努力做到可以从前人文献中快速获取拟选研究命题的当前研究现状和可能的发展趋势、最终的发展愿景，以及开展研究可以获得的应用价值和理论价值。最后，在确定选题后，可以通过拟定标题的方式验证选题是否合适：如果全文可以通过一个简洁、精炼、有概括性的标题总结出所选的核心命题，那么说明该选题是合适的。

以我们这篇 *Nature* 文章为例，最初接触研究对象泛素 E3 酶 Ubr1 时，是将其用作工具酶对特定底物蛋白进行泛素化修饰，以此来研究泛素蛋白质机器 p97 的蛋白质去折叠酶学机制。在使用该酶的过程中，我们发现该酶的酶学特异性特别强，只识别特定底物蛋白并对其进行 K48 链型特异性的多聚泛素化修饰。我们随后拟选题解析 Ubr1 这种特异性来源的分子机制，经调研发现 Ubr1 是历史上第一个被鉴定发现的泛素 E3 连接酶，前人除了对其酶学功能有一定了解外，对其结构信息及酶学机制均不清楚，所以研究对象非常重要并且研究的理论意义重大，是一个好的选题。我们最终拟定的标题是"Ubr1 介导的 N 端降解子的多聚泛素化的结构机制"，该标题可以精炼地描述我们所选的立项命题。

2. 研究策略

完成论文选题和文献调研后，下一步就需要针对该命题当前的研究瓶颈，提出新型研究策略，力争把该研究方向往前推进，直至最终彻底解答该命题。对于研究命题的具体研究瓶颈通常可以通过文献调研或者预实验来找到，以我们 *Nature* 这篇文章为例，通过文献检索，我们发现尽管泛素 E3 酶 Ubr1 被发现 30 多年，但其酶学机制相关研究屈指可数，并且无法通过这些文献定位其研究瓶颈。随后我们设计了一个预实验，即通过冷冻电镜技术解析 Ubr1 自身的结构信息，最终我们确定是 Ubr1 自身高度动态的结构特点限制了其相关酶学机制研究。

为应对 Ubr1 自身结构的动态属性，我们首先提出的策略是通过复合物来稳定 Ubr1，我们随后构筑了 Ubr1 -泛素 E2 酶硫酯- N 端降解子的三元复合物。通过冷冻电镜分析，我们发现这个策略虽然可以提高 Ubr1 整体结构的分辨率，但是仍不足以获取 Ubr1 的高分辨结构。于是，我们通过蛋白合成化学预先将泛素 E2 酶硫酯和 N 端降解子共价连接起来，形成泛素化修饰的起始反应中间体模拟物，随后我们构筑了起始反应中间体模拟物和 Ubr1 的二元复合物，以该模拟物来固定 Ubr1 的结构，使其具有稳定的构象，最终解析了 Ubr1 介导 N 端降解子泛素化起始的高分辨结构信息。使用类似的策略，我们也构筑了泛素化修饰延伸反应中间体模拟物和 Ubr1 的二元复合物，并以该模拟物来固定 Ubr1 的结构，最终解析了 Ubr1 介导单泛素化修饰 N 端降解子的 K48 链型泛素链延伸的高分辨结构信息。

3. 论据整理

通过新型研究策略开发解决所选命题的研究瓶颈后，下一步是论据整理。好的论证逻辑一定是围绕研究命题立体地、有层次感地展开。以我们 *Nature* 这篇文章为例，该研究命题是解析泛素 Ubr1 酶学特性的两个方面机制：一个是 Ubr1 介导的 N 端降解子泛素化的起始机制，另外一个是 Ubr1 介导单泛素化 N 端降解子的 K48 链型泛素链延伸机制，思路清晰，研究框架也比较简单。我们首先摆出的论据是体外生化验证泛素 E3 酶 Ubr1 的酶学特性，即 Ubr1 会特异性识别 N 端降解子底物并对其进行 K48 链型多聚泛素化修饰；随后提出的论据是我们通过合成 Ubr1 介导的酶反应中间体模拟物策略，分别解析了 Ubr1 介导上述两个特异性酶学过程的高分辨结构机制；紧接着提出的论据是对所获得结构中 Ubr1 和泛素以及泛素 E2 酶结合界面的体外生化验证，并且通过起始、延伸结构的对比，引出起始构象向延伸构象转变时会出现准延伸构象的发现，并进一步验证了该发现；最后摆出的论据是在 Ubr1 真实底物蛋白层面上验证我们发现的 Ubr1 酶学机制的正确性。至此，我们将所有论据严谨、科学地展开，最终解析了我们提出的科学命题，即 Ubr1 介导的 N 端降解子的多聚泛素化的结构机制。

4. 论文的撰写、查证

完成论据整理后，下一步是论文的撰写。我们首先要做的是基于自身的研究内容以及成果高度，拟定合适的投稿杂志，然后就是了解意向性杂志的投稿要求，包括行文格式、图表要求等。以我们 *Nature* 这篇文章为例，由于该项目的论点理论意义重大（教科书级别），同时具有新颖的多学科交叉实验设计且实验论据翔实，所以拟定投稿 *Nature*；确定投稿杂志后，我们按照 *Nature* 的投稿要求进行了图片处理与论文书写：正文图和附图中的图表都尽量保持美观、整洁；行文分为标题、摘要、引言、正文、讨论以及实验方法 6 个部分：标题需要简洁精炼地、有概括性地总结出所选的核心命题；摘要需要将文章的精髓、亮点以尽可能简练的方式呈现出来；引言需要将研究背景介绍稍微详尽一些，并总结性地点出当前研究命题的必要性；正文需要准确地描述实验设计、解释实验现象和结果；讨论部分需要总结全文，提出机制假说，并点明该项目的创新点、重要性、不足之处以及未来设想及猜测；实验方法需要尽可能地详尽以备他人重复。

文章撰写完成后要反复查证：首先要核对数据，主要检查数据是否准确；其次检查行文逻辑是否严谨，架构是否合理；再次，对词句进行斟酌，主要检查表达是否准确，是否存在歧义，同时还要尽量减少语法错误等问题，因为此类问题一旦被审稿人提出来，将会对稿件产生极大的负面影响，所以要尽量避免语病问题，文章基本完成后也可以考虑对论文语言进行加工、润色；然后，检查文献索引是否正确，包括格式、姓名、期刊、年份等；最后，检查实验步骤，主要是保证其准确性及详细性。

5. 审稿意见回复

论文从投稿到最后正式接收，其间可能要经历审稿人的多轮审稿，尤其是作为新人首次投稿高水平杂志，审稿过程常常是短则半年，长则2～3年。因此，审稿意见回复是论文发表前的最后关卡，容不得丝毫懈怠。以我们 *Nature* 这篇文章为例，总共经历了三轮审稿，每一轮审稿时间半个月至一个月，共三位审稿人。总体意见是比较积极的，但每一轮都分别提出了很多细节性的问题。审稿人提出的大部分意见都是很好的建议，可以帮助我们提升论文整体质量，并减少错误数据的出现。对于审稿人的每一个细节问题，我们都需要严谨认真对待，并且回复时要做到客观、中肯、实事求是。值得一提的是，有些审稿意见要求的实验可能是无法完成的（受限于当前实验条件、技术等），这时我们应尽最大的可能去设计实验，即使这个实验没有取得尽善尽美的结果，但是只要这个实验数据能答复审稿人的些许问题，也一定要尽量去做，审稿人看到实验数据后即使不是完全满意但也多半会同意接受。偶尔也会有审稿人提出一些不是很有道理的问题或建议，但此时也需要尽量去按照审稿人的建议去补充实验，并解释为什么这样做是不合理的，看到实验结果后审稿人也会欣然接受。谨记回复审稿人最好的方式就是给出令人信服的实验数据。

稿件接收的最后步骤是和编辑对文章进行最终的格式修订，以满足发表需求。这里的修订通常包括对论文字数的缩减、正文图片的精简，以及补充材料的完善。这里值得一提的是，现在 *Nature* 及其子刊对补充材料的要求极为严格，论文最终修订时需要上传所有原始胶图和量化实验的原始数据，因此我们在实验过程中一定要妥善保管原始实验数据，防止后续返工费时费力。

三、总结案例论文

泛素 E3 酶 Ubr1 以 K48 链型靶向泛素化 N 端降解子这一生物过程自鉴定发现至今已超过 30 余年，但是其相关酶学机制至今却仍不明，究其原因是 Ubr1 自身的结构动态限制相关传统结构生物学研究的开展。

本案例论文最大的特色和创新是通过化学生物学实验策略解决了 Ubr1 自身的结构动态限制，即通过蛋白化学手段合成了泛素 E3 酶 Ubr1 介导的 N 端降解子单泛素化起始和 K48 二泛素链延伸的中间体模拟物，并分别用这些模拟物稳定泛素 E3 酶 Ubr1，最终解析了其在行使 N 端降解规则时对底物泛素化起始、延伸的高分辨酶学机制，补充了 Ubr1 行使泛素化过程的机制空白，拓展了泛素领域的新知识[7]。此外，我们所设计的化学生物学法稳定泛素 E3 酶结构的研究策略必将会推动整个 E3 酶酶学机制的相关研究。

在本文中，我们分享了整篇文章发表前后的心得和经验，希望能够给广大医学研究生和科研工作者提供一些微薄的启示，也希望大家能够在科研道路上不断取得进步，达到自己理想的状态。

 作者介绍

于圆圆，女，博士，上海大学医学院教授，主要研究方向：翻译后修饰抗体工具的开发及应用、泛素相关大分子机器的酶学及化学调控机制。近五年，以第一作者、共同第一作者及共同通讯作者身份发表文章于 *Nature*、*Nature Chemical Biology*、*Nature Structure & Molecular Biology*、*Nature Communications*、*Angewandte Chemie International Edition* 等。共发表 SCI 论文 13 篇，其中一区及以上 7 篇。Email：yuyy@shu.edu.cn。

【参考文献】

［1］ Komander D，Rape M. The ubiquitin code. Annu. Rev. Biochem，2012，81，203－229.

［2］ Chau V，et al. A multiubiquitin chain is confined to specific lysine in a targeted short-lived protein. Science，1989，243，1576－1583.

［3］ Chen SJ，Wu X，Wadas B，et al. An N-end rule pathway that recognizes proline and destroys gluconeogenic enzymes. Science，2017，355，eaal3655.

［4］ Kim JM et al. Formyl-methionine as an N-degron of a eukaryotic N-end rule pathway. Science，2018，362，eaat0174.

［5］ Tasaki T，Sriram SM，Park KS，et al. The N-end rule pathway. Annu. Rev. Biochem，2012，81，261－289.

［6］ Varshavsky A. The N-end rule pathway and regulation by proteolysis. Protein Sci，2011，20，1298－1345.

［7］ Pan M，Zheng Q，Wang T，et al. Structural insights into Ubr1-mediated N-degron polyubiquitination. Nature，2021，600，334 –338.

【期刊推荐】

Nature，*Nature Chemical Biology*，*Nature Structure & Molecular Biology*，*Nature Communications*，*Angewandte Chemie International Edition*

案例 7:
乙酰胆碱受体簇集表达细胞模型的构建及应用
——研究选题与写作技巧探析

蔡　昱　管阳太

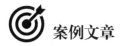 案例文章

A Stable Cell Line Expressing Clustered AChR: A Novel Cell-Based Assay for Anti-AChR Antibody Detection in Myasthenia Gravis

Yu Cai [1], Lu Han [1], Desheng Zhu [1], Jing Peng [1], Jianping Li [1], Jie Ding [1], Jiaying Luo [1], Ronghua Hong [1], Kan Wang [1], Wenbin Wan [1], Chong Xie [1], Xiajun Zhou [1], Ying Zhang [1], Yong Hao [1], Yangtai Guan [1]

Affiliations + expand

PMID: 34305897   PMCID: PMC8297518   DOI: 10.3389/fimmu.2021.666046
Free PMC article

Abstract

Cell-based assays (CBAs) and radioimmunoprecipitation assay (RIPA) are the most sensitive methods for identifying anti-acetylcholine receptor (AChR) antibody in myasthenia gravis (MG). But CBAs are limited in clinical practice by transient transfection. We established a stable cell line (KL525) expressing clustered AChR by infecting HEK 293T cells with dual lentiviral vectors expressing the genes encoding the human AChR α1, β1, δ, ε and the clustering protein rapsyn. We verified the stable expression of human clustered AChR by immunofluorescence, immunoblotting, and real-time PCR. Fluorescence-activated cell sorting (FACS) was used to detect anti-AChR antibodies in 103 MG patients and 58 healthy individuals. The positive results of MG patients reported by the KL525 was 80.6% (83/103), 29.1% higher than the 51.4% (53/103) of RIPA. 58 healthy individuals tested by both the KL525 CBA and RIPA were all negative. In summary, the stable expression of clustered AChR in our cell line makes it highly sensitive and advantageous for broad clinical application in CBAs.

Keywords: cell-based assay (CBA); clustered acetylcholine receptor; myasthenia gravis; neuromuscular junction; stable cell line.

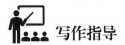 **写作指导**

摘要：研究生的论文选题与研究设计是开展科学研究的难点，也是论文写作的重点和难点，一篇好的文章能否在高水平刊上发表，与其选题视角、研究领域、研究方法的创新性息息相关，本研究以发表在 2021 年 7 月 *Frontiers in Immunology*（影响因子：7.561）的 *A Stable Cell Line Expressing Clustered AChR: A Novel Cell-Based Assay for Anti-AChR Antibody Detection in Myasthenia Gravis* 一文为例，重点介绍文章的选题及撰稿过程。

一、选题与撰写论文

选题是论文撰写与发表的第一步，针对乙酰胆碱受体（AChR）抗体检测是重症肌无力（myasthenia Gravis，MG）最重要的血清学诊断指标，但仍存在约 10％的 MG 患者因存在低亲和力 AChR 抗体而无法被临床上最高敏的放射免疫沉淀法（RIPA）检出的情况。本研究团队在考虑现有细胞模型检测法（cell-based assay，CBA）虽可检出此类抗体，但其完全依赖瞬时转染技术（简称瞬转法，即将 AChR 各个相关蛋白质粒按比例转染进HEK293 细胞，构建 AChR 簇集表达的细胞模型）以及瞬转法存在每次检测前，都需要重新进行质粒转染操作，耗费高、耗时长、操作门槛高且批次间存在差异，较难在临床上进行商业性推广等问题的基础上，考虑国际上已有大量基于瞬间转染（简称"瞬转法"）的细胞模型检测法的报道等实际情况，以克服该技术缺陷为切入点，通过前期阅读大量文献以及大量的优化改进实验，最终使用双重慢病毒载体构建了不同于放射免疫沉淀法（RIPA）的 AChR 簇集的稳定表达的细胞株（简称稳转株）。该稳转株克服目前 CBA完全依赖瞬转法的技术短板，并在保证特异性的前提下，通过免疫荧光、蛋白印迹、PCR 等手段验证 AChR 簇集表达，提高 AChR 抗体检出率。

本研究属于领域与技术方法上的创新，其推广可为 CBA 走向临床以及其他自身免疫抗体检测提供借鉴，故将本课题撰写 *A Stable Cell Line Expressing Clustered AChR: A Novel Cell-Based Assay for Anti-AChR Antibody Detection in Myasthenia Gravis* 一文投稿在神经免疫领域有较高影响力的 *Frontiers in Immunology* 期刊上（2021 年 7 月）发表。

二、研究内容应具有创新性

这也是发表论文的重要方面，本研究发现由于 AChR 多个亚基和簇集蛋白 Rapsyn 的核酸序列较长，常规的稳转株构建方法通过单个慢病毒质粒无法携带所有上述蛋白信息。且在本研究之前，文献报道显示 AChR 簇集的完整表达只能通过每次同时转染多个质粒来实现（即瞬转法），这也是为何从 2008 年至 2019 年 4 月（本论文提交时），10 多年的时间内所有涉及 AChR 簇集的 CBA 抗体检测法研究均聚焦在瞬转法。为此，本研究论文提出利用慢病毒构建稳定表达 AChR 簇集的 HEK293T 细胞模型（稳转株）研究，并通过大量的前期工作，多次改进并优化慢病毒载体方案，最终同时使用双重慢病毒载体 CMV-MCS-PGK-Puro 和 CMV-MCS-PGK-Blasticidin 实现 AChR 多个亚基及簇集蛋白 Rapsyn 在细胞内的稳定表达，而实现 AChR 簇集的稳定表达是本研究最大的创新点，是目前文献报道中唯一提出此观点的团队。这也是文章能得以顺利发表的原因之一。

三、研究结论应对其他研究有所借鉴

本研究累计纳入 103 例 MG 患者、50 例血清阴性患者、58 例阴性对照，并通过流式细胞荧光分选技术（FACS）以及免疫荧光验证稳转株检测 AChR 抗体的效果。结果发现稳转株的 AChR 抗体的检出率为 80.6%（83/103），较 RIPA 的检出率 51.5%（53/103）高出了 29.1%。其中稳转株在 RIPA 血清阴性的患者中 AChR 抗体阳性检出率为 60%（30/50）。稳转株与 RIPA 在阴性对照中均未检出抗体，这一结果远远高出以往 CBA 依赖瞬转法的检测，也是本文的亮点与有效发现之一。本研究的稳转株克服了目前CBA 完全依赖瞬转法的技术短板，在保证特异性的前提下，有效地提高了AChR 抗体检出率。本研究论文为 CBA 走向临床奠定了基础，并为其他自身免疫抗体的检测提供了借鉴。

四、研究领域应与以往研究有所区别或是以往研究的深化

AChR 抗体检测是 MG 最重要的血清学诊断指标，但仍有约 10% 的 MG患者因存在低亲和力 AChR 抗体而无法检出。基于瞬转法的 CBA 虽可检出此类抗体，但受限于每次检测前都需重新转染质粒的现实，本研究论文提出，并且也是现有文献中唯一提出利用慢病毒构建稳定表达 AChR 簇集的HEK293T 细胞模型（稳转株）的研究。研究构建完成的稳转株通过传代培养即可实现表达 AChR 簇集的细胞系扩增，不需要每次检测前重新转染质粒的操作，解决了基于瞬转的细胞模型检测法费时耗资和稳定性、均一性不佳的情况，保留了 CBA 高敏的检测特性，为 CBA 法自动化操作奠定了基础，有较高的基础研究与临床推广价值。为此，在撰写论文时，我们强调该研究已获得国内外的高度认可，拥有国家发明专利 1 项、国家实用新型 1 项，这为文章顺利发表再添砝码。

五、做好研究论文框架的梳理与总结

1. 应对前人研究有所梳理与总结

发表高水平的研究论文需要提前做很多准备，其中阅读文献，了解目前的研究情况是必不可少的一环。在本研究论文中我们提出："RIPA 用的AChR 抗原虽然混合了多种 AChR 亚基，包括胎儿和成人的，但这些有利状态的亚基始终无法形成突触后膜上簇集聚合的 AChR 的立体结构表位，因此无法被与仅识别立体结构表位的低亲和力抗体结合，导致临床上 SNMG 患者中近半数因为 RIPA 无法检出低亲和力的抗体而被判为 SNMG。"这与以往文献显示一致。表达 AChR 簇集的 HEK293T 细胞的确不能完美地还原神

经细胞，HEK293T 的细胞膜和神经细胞的突触后膜并不完全相同。但我们研究的目的不是为了在 HEK293T 上复刻神经细胞的所有结构，而是在 HEK293T 的细胞膜上重现 AChR 簇集（而不是像 ELISA、RIPA 等检测方法用散装的亚基做检测底物）。其中 AChR 簇集的空间结构的形成方面就是基于前人的研究，目前已有诸多研究表明簇集蛋白 Rapsyn 和 AChR 亚基共同表达可在细胞表面形成具有空间结构的 AChR 簇集，这里仅举其中一例。早在 2008 年，Brain 就已证明：只需在细胞内同时表达 AChR 各个亚基和簇集蛋白 Rapsyn，这些蛋白分子就可以自发地在细胞膜表面形成 AChR 簇集。因此，基于前人的重要研究发现，本研究论文着重解决的问题是如何让 AChR 各个亚基和簇集蛋白 Rapsyn 在细胞内稳定地表达，而不需要像瞬转法那样每次检测前转染质粒。

2. 发表论文前要学会评估论文可能产生的影响

一是为什么开展此项研究：AChR 抗体检测是 MG 最重要的血清学诊断指标，但目前的瞬转法有其不足，需要对此技术进行优化。

二是发表论文的特色要突出：截至 2021 年 12 月 1 日，本研究论文是唯一提出利用慢病毒构建稳定表达 AChR 簇集的 HEK293T 细胞模型（稳转株）的研究，在研究领域上有所创新与改造，研究既保留了 CBA 高敏的检测特性，同时解决了瞬转法费时耗资和稳定性、均一性不佳的情况，对其他相关课题研究是借鉴，有潜在的推广价值，这应该也是本论文很快被接收发表的一个原因。同时，在发表论文中我们建议将本研究获得国内外认可的情况（发明专利、发表论文的情况）也一并写入论文中，这可以让编辑看到团队以往的工作基础，增加论文的可信性。

三是论文的创新点是核心：高影响因子期刊在接收论文时，除了文章主题与期刊要求匹配外，对发表论文的创新点也有较高要求，关注点主要在研究思路、研究领域、研究方法等。本研究论文中最大的创新点在于针对以往 AChR 簇集的完整表达主要依靠瞬转法，而瞬转法有一定局限的现实而提出本研究，截至目前本研究是唯一提出利用慢病毒构建稳定表达 AChR 簇集的 HEK293T 细胞模型（稳转株）的研究，所以实现 AChR 簇集的稳定表达是本研究最大的创新点。

四是对学科发展的影响：发表研究论文的思路、方法对相关学科应有所借鉴。本研究论文是对以往技术方法的优化与补充，本研究通过优化设计，介绍了采用双重慢病毒载体完成 AChR 簇集在细胞中稳定表达的情况。该技术方法构建的稳转株，突破了常规稳转株构建的技术限制，在保证特异性的前提下，有效地提高了抗体检出率，且弥合了基础与临床学科的缝隙，为 CBA 走向临床奠定了基础，并为其他各类疾病的抗体检测，尤其是低亲和度抗体的检测，提供了良好的借鉴。

3. 简单介绍本研究的局限性

在本文中，尽管我们在研究领域、研究方法上都有创新，但不可否认还是有其局限性，这也是研究确实存在的问题，如"虽然本项目构建的 AChR 簇集表达细胞模型较 RIPA、ELISA 和既往基于瞬转法的 CBA 有较大的优势，但目前仍然无法摆脱细胞培养的瓶颈，距离商业化量产和基层临床推广有一定距离"。文中我们对如何解决这一缺陷也提出了目前最有希望的解决方案，即设计镶嵌细胞的微流控芯片。目前这个解决方案已经变为了现实，目前实用新型专利"一种检测乙酰胆碱受体抗体的微液滴生成器芯片"（申请号：201921371360.7）已授权，相信对后继相关研究和学科创新会有所启发。

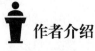 作者介绍

蔡昱，男，博士，美国内布拉斯加大学（University of Nebraska）科研博士，上海交通大学医学院临床八年制博士，美国约翰霍普金斯大学（Johns Hopkins University，JHU）神经科学与神经外科学访问学者。主要研究方向：神经免疫与细胞神经科学。曾获第 21 届神经免疫药理学（Society on NeuroImmune Pharmacology，SNIP）年会青年科学家奖，美国临床医师-科学家协会（American Physician Scientists Association，APSA）中西部年会优秀青年临床医师-科学家奖等。在 *Autophagy*、*Journal of Cell Biology*、*Cell Death & Differentiation*、*Frontiers in Immunology* 等刊物发表论文总计 19 篇。

管阳太，男，博士，教授，上海交通大学医学院附属仁济医院主任医师，研究方向：神经免疫与细胞神经科学。担任中国医药生物技术协会神经修复与再生分会主任委员、中华医学会神经病学分会常务委员、中国医师协会神经内科医师分会常务委员、中国医师协会神经修复专业委员会常务委员、中国医师协会神经内科分会神经免疫学组组长、中华医学会神经病学分会神经免疫学组副组长等。先后获得上海"领军人才""优秀学术带头人""医学领军人才""曙光学者""浦江人才"等荣誉称号。以第一作者在 *Frontiers in Immunology*、*Journal of Translational Medicine* 等发表 SCI 论文 20 余篇。

【期刊推荐】

Frontiers in Immunology，*Frontiers in Neurology*，*JAMA Neurology*，*Autophagy*，*Journal of Cell Biology*

案例8:
临床提出问题-基础研究回答
——以 *LIMA1* 基因功能研究为例

付真彦

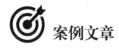 案例文章

A *LIMA1* variant promotes low plasma LDL cholesterol and decreases intestinal cholesterol absorption

Ying-Yu Zhang[1,2]*, Zhen-Yan Fu[3]*, Jian Wei[2]*, Wei Qi[4], Gulinaer Baituola[3], Jie Luo[2], Ya-Jie Meng[3], Shu-Yuan Guo[4,5], Huiyong Yin[4,5], Shi-You Jiang[2], Yun-Feng Li[2], Hong-Hua Miao[1], Yong Liu[2], Yan Wang[2], Bo-Liang Li[1], Yi-Tong Ma[3]†, Bao-Liang Song[2]†

A high concentration of low-density lipoprotein cholesterol (LDL-C) is a major risk factor for cardiovascular disease. Although LDL-C levels vary among humans and are heritable, the genetic factors affecting LDL-C are not fully characterized. We identified a rare frameshift variant in the *LIMA1* (also known as *EPLIN* or *SREBP3*) gene from a Chinese family of Kazakh ethnicity with inherited low LDL-C and reduced cholesterol absorption. In a mouse model, LIMA1 was mainly expressed in the small intestine and localized on the brush border membrane. LIMA1 bridged NPC1L1, an essential protein for cholesterol absorption, to a transportation complex containing myosin Vb and facilitated cholesterol uptake. Similar to the human phenotype, *Lima1*-deficient mice displayed reduced cholesterol absorption and were resistant to diet-induced hypercholesterolemia. Through our study of both mice and humans, we identify LIMA1 as a key protein regulating intestinal cholesterol absorption.

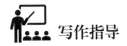 写作指导

摘要：论文写作是每一名医学工作者必须要面对的重要且严肃的工作。研究生需要完成论文获得学位，临床医生需要发表论文晋升职称，科研工作者需要通过论文与其他研究人员分享自己的科研成果、进行学术交流。但现阶段许多医学研究生及临床工作者对如何撰写和发表论文存在困惑。论文选题和研究设计是论文写作的重点和难点。本文以新疆医科大学第一附属医院马依彤教授团队和武汉大学生命科学院宋保亮教授团队 2018 年在 *Science* 联合发表的文章为例，以案例分享的方式，向读者详细展示临床与基础研究相结合，如何利用极端表型法发现目标基因，探索目标基因的功能、作用机制，将一个新基因的发现过程完整地呈现在读者面前。并结合该研究案例，浅谈我们在论文选题和研究设计这两方面的经验和思考，提出论文选题应该重点关注新颖性、可行性以及需要性三方面。研究设计取决于研究问题，我们应该首先熟悉各种研究设计的特点，根据不同的研究问题采用相应的研究设计。充分利用临床研究与基础研究各自的特点，发挥学科间的合作优势，在临床研究中发现问题、提出假设，在基础研究中验证问题、得出结论。

一、案例论文介绍

该研究主要讲述了在中国新疆的一个哈萨克族家庭中发现了一个名为 *LIMA1* 的新基因变异。携带该变异的人血中 LDL－C 水平明显低于不携带该变异基因的人。通过临床研究与基础研究相结合的方式，明确了该基因变异的位置、序列、在人群中的流行情况以及该基因的功能作用机制。证明了 *LIMA1* 是通过 NPC1L1 蛋白及肌球蛋白 Vb 相互作用影响 NPC1L1 蛋白从细胞内到细胞膜表面的转运来影响肠道胆固醇的吸收。该基因的无义突变将导致肠道胆固醇吸收的减少，从而使血浆 LDL－C 水平降低。该研究结果最终发表在 *Science* 杂志上[1]。心血管疾病严重威胁人类健康，给社会带来了沉

重的负担。大量研究证实 LDL-C 是心血管病的主要危险因素，降低 LDL-C 能降低心血管风险。因此如何降低 LDL-C 水平使 LDL-C 达标一直是研究热点。我们的研究发现了影响 LDL-C 的新的基因变异，并详细阐述了其降 LDL-C 的作用机制，为将来降低 LDL-C 的药物研发提供新的靶点。

二、论文撰写过程分析

一篇高水平的论文顺利发表涉及论文的选题、研究的设计、研究的实施、数据的收集与整理、研究结果的分析、论文的写作、论文的投稿等各个方面。由于篇幅限制，我们结合自身的研究经历，重点阐述论文选题和研究设计两方面内容。

1. 关于论文选题

论文选题是论文写作的第一步，是很重要也是最难的一步。论文的选题质量对于整个论文的质量至关重要，合适的选题是一篇高水平论文的基础。如果选题不得当，将会影响论文的撰写和发表。下面将结合我们的研究经历详细阐述我们如何进行论文选题，并总结了在论文选题时的注意事项。

论文的选题过程主要分为两步，首先确定大的研究方向，然后再确定具体的研究点。我们的研究方向是血脂研究，而血脂的异常很大程度上取决于遗传变异，因此我们的重点是研究基因变异对血脂的影响。确定了大的研究方向后再确定具体的研究点。我们采用了极端表型策略结合家系研究筛选目标基因、确定研究靶点。所谓极端表型策略是指在抽取研究样本时，只抽取正态分布的表型中的极值，即最大值和最小值，而这些极端表型的个体里可能会包含更多的功能变异，从而通过遗传设计来富集稀有变异，来有效增加稀有变异的检测功效。通过这一策略，我们选取了流行病学调查中血脂较低的哈萨克族家庭为研究对象，通过全外显子测序及生物信息学分析等方法最终锁定了目标基因，确定了具体的研究靶点。极端表型研究策略极大地提高了研究效率，同样可以用于其他疾病研究靶点的探索。

在论文选题时应注意以下几点：

第一，要保证研究问题的需要性，这也是必须遵守的首要原则。科学研究的首要目的是满足促进人类社会的发展、改善人民生活质量的需要。心血管疾病（cardiovascular disease，CVD）是世界范围内的主要死亡原因，仅美国就有 1.2 亿患者[2]。我国情况也不容乐观，2016 年我国心血管病总患病人数 9 380.8 万，较 1990 年增加了 132.2%；其中死亡人数 397.5 万，较 1990 年增加了 150 万，占我国全部死亡原因的 41.1%，已成为我国居民的主要死因[3]。低密度脂蛋白胆固醇（low-density lipoprotein cholesterol，LDL - C）是心血管疾病的主要危险因素，通过降低 LDL - C 可以降低心血管事件的发生率[4]。因此如何有效降低 LDL - C 水平是迫切的需要。发现影响 LDL - C 水平的新基因有助于更进一步了解 LDL - C 的代谢过程，为研发降低 LDL - C 的新药物提供新的靶点，满足科学和社会发展的迫切需要。

第二，要保证研究问题的创新性，包括对已有问题认知的补充或更新和对全新问题的探索两方面。在血脂研究方面，虽然目前通过抑制 3 -羟基-3 -甲基戊二酸单酰辅酶 A 还原酶（HMG-CoA 还原酶）减少胆固醇合成的他汀类药物、通过抑制小肠胆固醇转运蛋白减少肠道胆固醇吸收的依折麦布和通过抑制 PCSK9 来提升 LDL 受体水平降低胆固醇的依洛尤单抗等药物已广泛使用，仍然有部分患者胆固醇不达标，有残存的心血管事件风险，因此现有的研究仍不彻底，对降胆固醇治疗的新靶点和新机制的研究仍然非常必要。通过对流行病学调查的数据采用极端表型研究策略结合家系研究，我们发现了哈萨克人群中的 LIMA1 基因的突变，该突变为稀有突变，此前从未报道过，该基因的功能也尚不清楚，因此如果能弄清楚该基因的功能和影响胆固醇水平的具体机制，就可以为今后降胆固醇药物的研究提供新的靶点，因此我们的研究有较高创新性。

第三，要保证研究问题的可行性，这一点决定了研究能否顺利进行下去。可行性主要包括软件和硬件两个方面。软件主要指研究人员是否有足够能力和经验、团队中是否有充足的人力资源等；硬件主要指是否有必要的研究设施和仪器、是否有充足的经费支持等。选题前应充分评估目前你所能获得的资源是否能支持与你研究内容相关的研究设计。我们的研究团队在软件方面有宋保亮教授和马依彤教授等基础研究和临床研究方面的专家把握方向，也有两方充足的博士研究生和硕士研究生具体实施试验研究。硬件方面我们有国家重点实验室、心血管病研究所等场地和仪器的支持，也有多项国家级和省级自然科学基金等经费支持。有了这些软硬件条件，才保证我们可以进行目标家庭成员的全外显子测序筛选目标基因、全基因组关联研究确定目标基因、扩大样本量人群的靶向测序验证目标基因，以及后续在动物实验中实施的基因敲除、基因过表达、免疫共沉淀、气相色谱-质谱串联技术、荧光显微照相等研究过程顺利实施。

2. 关于研究设计

研究设计取决你所确定的研究问题，不同的研究问题采用相应的研究设计。根据有无干预措施，研究设计可以分为观察性研究设计和实验性研究设计两大类。观察性研究设计没有干预措施，通过对观察结果的分析来得出结论，如横断面研究中的现况调查用于了解某地区某疾病的发病情况，病例对照研究或队列研究用于疾病的可能病因分析。实验性研究常常通过施加干预措施、比较有无干预措施两组观察结果的差异得出结论，包括动物实验、临床实验和社区试验等。队列研究以前瞻性研究为主，需要建立队列并进行一段时间的随访，虽然该研究设计的因果关系论证强度大，但实施较困难，不利于发病率低、潜伏期长的疾病研究。病历对照研究是以已发病的患者为研究对象，并设置一般情况相匹配的对照组，通过比较两组暴露情况的差异来推测可能的病因。该方法属于回顾性研究，便于实施，尤其是对发病率低的疾病较为实用，且一次可研究多个病因，广泛用于病因推断研究。案例研究的背景为在中国西部心血管风险调查中发现了一个低 LDL-C 水平的哈萨克族家庭，这个家庭中有些成员 LDL-C 水平显著低于正常人。哈萨克族生活的地区较为偏远，与外界接触较少，生活习惯和饮食方式较为相似，婚配主要在本族之间进行。在环境因素和遗传背景相同的情况下，血中 LDL-C 水平却有如此大的差异，而且这种表型成家族聚集现象。通过对研究背景的分析我们提出推断：低 LDL-C 水平表型肯定与基因突变有关。由此提出研究的问题：低 LDL-C 水平与何种基因突变有关，该基因是如何影响 LDL-C 水平的。

第一个问题是研究某一表型的影响因素，因此病例对照研究设计是最好的选择。"病例组"为低 LDL-C 水平的人，对照组为该家族成员中 LDL-C

水平正常的人。确定了研究设计类型后，下一步就是具体实施方案的设计。我们需要采集两组的基因信息，对比基因的差异，因此针对这一研究目标我们选择了全外显子测序的方法将目标基因囊括在我们的候选基因中。通过全外显子测序我们发现了数量众多的基因变异，通过一系列筛选最终找到了 *LIMA1* 基因的 LIMA1-K306fs 这一突变，提示该突变可能导致了低 LDL-C 表型的发生。由于病历对照研究为回顾性研究，因果关系的论证强度相对较低，因此我们下一步与宋保亮教授合作进行了细胞和动物水平的基础实验进行验证。

为了验证我们的发现，采用实验性研究设计。通过对比 *LIMA1* 基因敲除的小鼠与野生型小鼠胆固醇的代谢情况，我们发现 *LIMA1* 基因敲除小鼠血浆胆固醇水平明显低于野生型小鼠，在动物水平上证实了 LIMA1-K306fs 突变降低血浆 LDL-C 水平。

明确了目标基因后，我们通过扩大样本量进一步验证这一突变与低 LDL-C 水平表型的关系及该突变在人群中的流行情况。因为目标基因序列已知，所以我们采用靶向测序技术，对 510 个正常 LDL-C 的哈萨克族受试对象和 509 个低 LDL-C 的哈萨克族受试对象进行 *LIMA1* 基因编码区靶向测序分析，发现正常血脂的哈萨克族受试对象中没有 LIMA1-K306fs 突变携带者，但是低血脂的哈萨克族受试对象中发现了额外的 LIMA1-K306fs 突变携带者，进一步证实了该突变与低 LDL-C 的关联。至此我们解决了之前提出的第一个研究问题：低 LDL-C 水平与 *LIMA1* 基因的 LIMA1-K306fs 这一突变有关。

针对第二个问题，LIMA1-K306fs 突变是通过什么机制影响 LDL-C 水平的。人体内胆固醇水平主要受内源性胆固醇合成和肠道胆固醇吸收两方面影响。血中菜油甾醇与烯胆甾烷醇比例（Ca：L 比值）可以反映肠道摄取胆固醇的情况。因此我们采用气相色谱-质谱联用技术（GC-MS）对家族成员的菜油甾醇与烯胆甾烷醇比例（Ca：L 比值）进行分析，发现携带 LIMA1-K306fs 突变的家族成员比野生型基因的家族成员 Ca：L 比值更低，提示 LIMA1-K306fs 突变携带者的肠道胆固醇吸收降低。至此我们初步回答了第二个问题：LIMA1-K306fs 突变是通过减少肠道胆固醇吸收降低血浆

LDL-C 水平。

进一步通过在细胞和动物水平的基础实验进行验证。包括两个部分，第一部分是观察性研究，通过类似于临床研究中的横断面研究设计（现况调查）了解 *LIMA1* 基因在体内表达情况，初步提出该基因功能的假设。我们选取小鼠的心脏、肝脏、肺、肠等器官，进行 *LIMA1* 基因表达情况分析，发现该基因在肠道高表达，提示该基因可能影响肠道胆固醇的吸收。第二部分是干预性试验，通过改变小鼠 LIMA1 蛋白的表达水平，观察其胆固醇代谢情况，进一步验证 LIMA1 蛋白降低血浆 LDL-C 的途径并探究 LIMA1 蛋白如何影响肠道胆固醇的吸收。通过放射性同位素法观察，*LIMA1* 基因敲除小鼠胆固醇吸收明显减少且粪便胆固醇排除增加，验证了 LIMA1 蛋白通过减少肠道胆固醇吸收来降低血浆 LDL-C 这一结论。接下来我们进一步探讨 LIMA1 蛋白缺失减少肠道胆固醇吸收的分子机制。

首先通过观察性研究初步提出假设。通过免疫共沉淀技术证明 LIMA1 蛋白与 NPC1L1 蛋白和肌球蛋白 Vb 形成免疫复合体，通过免疫荧光显微技术证实三者共同表达于小鼠小肠黏膜刷状缘，从分子生物学和影像学两个方面均证明了三者的密切关系。由于 NPC1L1 蛋白是肠道吸收胆固醇的重要蛋白，肌球蛋白 Vb 为马达蛋白，与细胞内物质转运有关，二者均与肠道胆固醇的吸收有关，因此提出 LIMA1 蛋白可能和 NPC1L1 蛋白及肌球蛋白 Vb 相互作用影响肠道胆固醇的吸收这一假设。

然后通过干预实验验证假设。通过建立 *LIMA1* 基因敲除、正常表达 *LIMA1* 和高表达 *LIMA1* 小鼠模型改变 *LIMA1* 蛋白水平，观察 NPC1L1 蛋白及肌球蛋白 Vb 的变化情况，研究它们之间的作用关系。通过 *LIMA1* 基因敲除引起 LIMA1 蛋白的缺失减少了 NPC1L1 蛋白及肌球蛋白 Vb 的关联，提示 *LIMA1* 是二者的桥梁。*LIMA1* 基因敲除细胞的 NPC1L1 从细胞内吞再循环小泡（ERC）到细胞膜表面的转移受到了限制，*LIMA1* 基因缺失的小鼠与野生型小鼠相比，小肠微绒毛的顶端细胞质内有大量 NPC1L1 阳性的颗粒堆积。恢复 *LIMA1* 的表达可以恢复 *LIMA1* 基因敲除细胞的 NPC1L1 的转运，过表达 LIMA1-K306fs 突变的产物 LIMA1（1-306）蛋白来竞争性地抑制 LIMA1 蛋白和 NPC1L1 蛋白的结合或替换 LIMA1 与 NPC1L1 结合的关键位点也可降低 NPC1L1 的转运。这些均说明 *LIMA1* 蛋白是 NPC1L1 蛋白转运的骨架蛋白。

至此，我们得出结论：*LIMA1* 是通过 NPC1L1 蛋白及肌球蛋白 Vb 相互作用影响 NPC1L1 蛋白从细胞内到细胞膜表面的转运来影响肠道胆固醇的吸收的。该基因的无义突变将导致肠道胆固醇吸收的减少，从而使血浆 LDL－C 水平降低。

从以上分析过程可以看出，研究的设计紧紧围绕着你所要研究的问题，根据你的具体研究问题制定相应的研究方案。一般通过观察性的研究提出假设，然后通过干预性研究验证假设、得到结论。临床研究与基础研究有各自的特点和优势，在临床研究中通过观察性研究发现问题，但是在人群中的干预研究往往由于伦理学、研究对象依从性等原因无法实施，可通过动物和细胞水平的基础研究来验证提出的假设。对于临床医生而言，可能不具备复杂基础研究的软硬件条件。可以考虑与相关基础学科的研究者进行合作，充分发挥各自的优势，起到事半功倍的效果。

三、总结

本案例从一个低 LDL－C 水平的哈萨克族家庭出发，采用临床研究与基础研究相结合的方法，透过现象看本质，逐步发现了新的基因变异，并详细阐述了该基因的功能和作用机制，为降胆固醇的新药研发提供了新的靶点，为后期与医药公司合作进行新药研发奠定了基础。这是临床研究与基础研究紧密结合的典型案例，可为其他研究者提供参考。

 作者介绍

付真彦，女，主任医师，教授，博士生导师。现任新疆医科大学第一附属医院冠心病二科主任，新疆医科大学心血管病中心办公室主任。担任中国生物化学与分子生物学会脂质与脂蛋白专业委员会等多个学会委员。主持国家自然科学基金 4 项，科技部十四五国家重点研发计划"常见多发病防治研究"1项。荣获 2021 年第七届中国女医师协会临床医学科研创新奖，2020 年荣获国家百千万人才工程"有突出贡献中青年专家"，2019 年入选新疆维吾尔自治区天山雪松计划 - 科技创新领军人才，2019 年入选"天山英才"，2017 年入选美国心脏病学院（FACC）委员。近五年来以第一作者或通讯作者发表 SCI 论文 10 余篇，2018 年以共同第一作者在 *Science*（影响因子：41.058）发表血脂代谢论文，是新疆科学研究领域的重大突破，入选 2018 年国内十大医学研究。Email：fuzhenyan316@126.com。

【参考文献】

[1] Zhang YY, Fu ZY, Wei J, et al. A *LIMA1* variant promotes low plasma LDL cholesterol and decreases intestinal cholesterol absorption. Science, 2018, 360(6393): 1087 - 1092.

[2] Arnett DK, Blumenthal RS, Albert MA, et al. 2019 ACC/AHA Guideline on the Primary Prevention of Cardiovascular Disease: A Report of the American College of Cardiology/American Heart Association Task Force on Clinical Practice Guidelines. Circulation, 2019, 140(11): e596 - e646.

[3] 李镒冲, 刘世炜, 曾新颖. 1990～2016 年中国及省级行政区心血管病疾病负担报告. 中国循环杂志, 2019, 34（08）: 729 - 740.

[4] Cholesterol Treatment Trialists' (CTT) Collaboration, Baigent C, Blackwell L, et al. Efficacy and safety of more intensive lowering of LDL cholesterol: a meta-analysis of data from 170,000 participants in 26 randomised trials. Lancet, 2010, 376(9753): 1670 - 1681.

【推荐期刊】

Circulation, *The New England Journal of Medicine*, *JAMA*, *Science*, *Lancet*

案例 9：
浅谈创面修复领域高水平论文的设计与写作

刘国辉

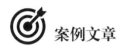 案例文章

All-in-One: Multifunctional Hydrogel Accelerates Oxidative Diabetic Wound Healing through Timed-Release of Exosome and Fibroblast Growth Factor

Yuan Xiong, Lang Chen, Pei Liu, Tao Yu, Chuanchuan Lin, Chenchen Yan, Yiqiang Hu, Wu Zhou, Yun Sun, Adriana C. Panayi, Faqi Cao, Hang Xue, Liangcong Hu, Ze Lin, Xudong Xie, Xiufeng Xiao,* Qian Feng,* Bobin Mi,* and Guohui Liu*

The treatment of diabetic wounds remains a major challenge in clinical practice, with chronic wounds characterized by multiple drug-resistant bacterial infections, angiopathy, and oxidative damage to the microenvironment. Herein, a novel in situ injectable HA@MnO$_2$/FGF-2/Exos hydrogel is introduced for improving diabetic wound healing. Through a simple local injection, this hydrogel is able to form a protective barrier covering the wound, providing rapid hemostasis and long-term antibacterial protection. The MnO$_2$/ε-PL nanosheet is able to catalyze the excess H$_2$O$_2$ produced in the wound, converting it to O$_2$, thus not only eliminating the harmful effects of H$_2$O$_2$ but also providing O$_2$ for wound healing. Moreover, the release of M2-derived Exosomes (M2 Exos) and FGF-2 growth factor stimulates angiogenesis and epithelization, respectively. These in vivo and in vitro results demonstrate accelerated healing of diabetic wounds with the use of the HA@MnO$_2$/FGF-2/Exos hydrogel, presenting a viable strategy for chronic diabetic wound repair.

1. Introduction

Chronic non-healing wounds are characteristics of diabetes and can lead to increased patient morbidity and mortality. The incidence of diabetes is increasing as population ages, with a concomitant increased prevalence of long-term non-healing wounds.[1,2] These wounds are characterized by drug-resistant bacterial infections, biofilm formation, compromised angiogenesis and wound perfusion, and oxidative damage to the microenvironment. The restoration of skin integrity and maintenance of adequate blood supply are vital factors for wound healing.[3-5] In situ injectable hydrogels with high durability and good biocompatibility can help

69

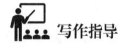 写作指导

摘要：密切关注所处研究领域的前沿动态，合理挖掘和应用该领域最新的研究成果和发现，使之成为正在开展或者即将开展研究中的重要理论基础，并在此基础上进行进一步的深入研究，可以有效地避免研究偏离正确的轨道，获得事半功倍的效果。笔者从事微小细胞外囊泡（包括外泌体）在骨与软组织再生中的研究 10 余年，在本文中，笔者将以本课题组在创面修复领域开展研究的历程为主线，详细解答在创面修复研究领域，如何进行科学选题、课题设计、研究方法、数据收集和论文撰写等核心问题，以及分享我们在科学研究过程中的一些经验体会。

一、为什么选择创面修复作为课题组重要的研究方向

在进行科学研究选题时，所选的方向必须从国家经济建设和社会发展的实际需要出发，选择在临床医疗实践中具有重要意义或亟待解决的关键问题。从临床实践的角度考虑，当前迫切需要研究的课题主要是对人类健康和生命威胁最大的疾病。随着我国人口老龄化程度的不断加剧，糖尿病的发病率正在逐年增长，而糖尿病足溃疡作为一种糖尿病常见且严重的并发症，显著增加糖尿病患者的致残率和死亡率[1]。糖尿病创面因愈合慢、截肢率高，是临床上复杂的难愈性创面，也是创面修复领域面临的重大难题之一，给患者带来了极大的痛苦，并造成了沉重的社会负担[2]。糖尿病足溃疡已成为非外伤性截肢的首要原因，这使其成为目前亟待解决的临床难题[3]。因此，我们选择糖尿病创面的修复作为我们课题组重要的研究方向。另外，科学选题是开展研究的第一步，也是决定论文水平的关键一步。密切关注所研究领域的最前沿的科研动态是做好科学选题的前提。文献是科研工作者长期积累的宝贵财富，也是我们了解前沿科学动态和做好选题的重要来源。查阅本领域最前沿的科学文献，可以让我们实时掌握本领域科学研究的最新进展情况，

从而提炼出好的研究主题。笔者长期以来积极关注创面与骨修复领域的最新进展，每天至少阅读 3～5 篇本领域的高水平论文。同时笔者要求课题组成员每日至少精读 1 篇前沿文献，每周举行至少 1 次的本领域前沿文献的综述和学术沙龙，课题组每位成员都切身感觉从文献学习中受益匪浅。

在进行科学选题时，应遵循以下原则：首先，一定要注意选题的创新性。创新意味着史无前例的开创性研究，但这不是大多数科研工作者所能到达的。如果是在前人已有的科研基础上进行深入研究或者新发现，那么不管在办法上、技术上、理论上或成果上有所发现、有所突破，亦或是补充了新内容、提出了新观点、发现了新规则都是创新，只要含有这些创新因素的选题就是具有较高的学术价值与水平的科学选题。其次，研究课题的可发展性是另外一个值得注意的地方。一个具有可发展性的课题对高水平论文的持续产出具有极大的推动作用。比如开展一项具有开创性的研究，就如同找到了一个突破口，后续可以对这个研究思路进行纵深发展，使研究工作自成体系。在进行糖尿病创面修复研究的过程中，我们开创性地从糖尿病患者血液外泌体源性 miRNA 的角度阐明了影响糖尿病创面愈合的内在因素，揭示了糖尿病足患者血管生成不良的分子机制，并为糖尿病创面的靶向治疗提供了理论基础和干预靶点。在后续的研究中，我们针对此次发现的机制，又相继设计和合成了具有显著促进糖尿病创面愈合功能的生物活性水凝胶，通过局部注射多功能的生物活性水凝胶，可以有效获得抗感染、抗氧化应激、促进血管生成和组织再生的多重疗效，最终显著加快糖尿病创面的愈合，相关研究成果也于近期正式发表在生物医学领域权威期刊 *Small*、*Chemical Engineering Journal* 和 *Journal of Nanobiotechnology* 上[3~6]。此外，在进行科学选题的过程中应充分发挥多学科、多专业的相互配合，在经费、人力、物力使用上统筹安排，保障课题的顺畅实施。医学学科与工程学科或者理学学科间的学科交叉是非常好的学科交叉模式，尤其是在针对某种疾病进行新材料、新技术的开发设计时，往往离不开工程学科或者理学学科的技术支持和助力，良好的学科交叉可以为项目最终的落地保驾护航。最后，作为一位临床医生，我们的很多研究都可以从临床工作中找到素材和灵感。我们在临床工作中会经常遇到许多需要解决的医疗难题，只要我们能够从医疗实际出发，静下心来思考，就可以从中获得很好的启发。在本案例研究中，我们的研究初衷和目的就是为了提高临床上治疗糖尿病足溃疡的效果。随着我国社会老龄化程度的加重，糖尿病足溃疡的发病率也呈逐年增长的趋势。这些溃疡可由多种原因造成，一旦发生，通常难以愈合且复发率很高，因此给患者和社会都带来了巨大的经济负担。因此，我们结合先前在微小细胞外囊泡领域的研究基础，创新性地从糖尿病患者血液中外泌体的角度来对糖尿病足溃疡发生的机制进行了深入的研究，并最终为糖尿病创面的靶向治疗提供了新的理论基础和干预靶点。

二、本课题组在创面修复领域的研究历程

笔者所在的华中科技大学同济医学院附属协和医院骨科医院前身是协和医院骨科，协和医院骨科成立于 20 世纪 50 年代，80 年代成为全国首批博士点，90 年代成为博士后流动站，2009 年被授予全国医药卫生系统先进集体，2010 年被卫生部授予国家首批临床重点专科，2015 年 1 月，协和骨科医院成立，成为华中科技大学同济医学院附属协和医院第一所"院中院"，目前已由湖北省卫生健康委员会推荐正在积极申报国家骨科区域医疗中心和国家创伤区域医疗中心。笔者作为骨科医院副主任、创伤骨科主任和协和医院创伤中心主任，每年要收治大量的难愈性创面的患者，而在这些创面中，又以糖尿病创面最为常见。当患者到医院就诊时，往往已发展为中重度的糖尿病创面，目前对于该类患者的治疗，临床上常采用多次清创和人工皮负压吸引技术。根据我们的临床观察，该技术对部分糖尿病创面患者的疗效尚可，但是对于合并严重血管功能障碍和严重耐药菌感染的患者疗效往往较差，必要时需行截肢术，给患者心理上造成了沉重的负担。目前，对于糖尿病创面的研究还处于较为宏观的层面，虽然对糖尿病创面的病理特征有了较为成熟的总结，但是对于糖尿病创面发生发展的分子机制，尚未完全阐明，因此无法做到精准靶向治疗。本团队于 2013 年开始致力于糖尿病创面愈合的机制研究，经过 6 年时间的沉淀和积累，于 2019 年率先从外泌体的角度，阐明了糖尿病患者血液中外泌体源性 miR - 20b - 5p 可以成功递送到血管内

皮细胞中，通过靶向调节 Wnt9b/β – catenin 信号通路来调节血管内皮细胞功能和糖尿病创面的血管生成，该项研究揭示了糖尿病创面难以愈合的潜在分子机制，为该疾病的机制研究及后续治疗指明了方向。在发现影响糖尿病创面愈合潜在的分子机制后，我们针对发病机制，积极开展医工交叉研究，通过组织工程技术研发高效促进糖尿病创面愈合的生物材料。以下是相关介绍：

案例一：干细胞具有抑制炎症、分泌生长因子和促进血管形成的作用，在创面愈合中扮演重要角色。然而，干细胞治疗目前存在一些局限性，如免疫排斥和难以维持细胞活性，这些局限性限制了干细胞的治疗前景。近年来，研究显示干细胞通过旁分泌方式分泌外泌体在组织修复中发挥修复作用，而并非是直接分化。外泌体是一种 30～150 nm 的囊泡，被认为是干细胞的重要分泌产物，包含 mRNAs、miRNAs 和蛋白质等物质，能调节细胞间的通讯。此外，其还有较低的免疫原性、易储存、高稳定性等优势，使其在组织修复中受到广泛的关注。然而，由于糖尿病创面愈合时间较长，且其处于炎症等微环境，使得外泌体很难维持足够活性和功能。外泌体缓释也是亟需解决的难题。因此，亟需制备出一种新型的生物相容性支架，保证外泌体的持续缓释并为外泌体的活性和功能提供良好的微环境。

有研究显示，一种理想的创面辅料应具有多功能特性，包括多孔结构、适当的机械特性、持续释放生物活性分子以及良好的生物相容性。有研究显示，水凝胶支架具有良好的生物相容性，并能促进细胞增殖和血管生成，在促进糖尿病创面愈合方面起重要作用。小肠黏膜下层脱细胞基质（SIS）含有多种重要的生物活性成分，其具有良好的生物降解性和组织相容性，使其成为理想的组织修复支架。然而，目前制备的 SIS 支架，主要是以膜、片的形式存在，这些支架缺乏可控的三维多孔结构，而良好的三维多孔结构在糖尿病创面愈合过程中是炎性物质排出以及氧气交换的重要因素，并有助于细胞的黏附、生长和增殖。此外，介孔生物玻璃（MBG）由于其大的比表面积以及高度有序的介孔性和良好的生物活性，在药物和生长因子释放等方面具有较好的优越性，基于此，我们采用 3D 打印技术制备了一种新型三维的 SIS 和 MBG 支架，作为干细胞来源外泌体的载体，构建 SIS/MBG@Exos 新型复合水凝胶支架。这种 3D 打印的支架，不仅能实现水凝胶的三维结构，还能为外泌体的活性提供良好的保证，并具有一定的缓释效果，还能促进细胞的生长。动物研究显示，该水凝胶支架能通过增强创面的血管形成和胶原形成，从而加速糖尿病创面的愈合，为糖尿病创面的治疗提供了一种新选择。该研究成果于 2021 年成功发表于中科院 1 区杂志 *Chemical Engineering Journal* 上。

案例二：随着人口老龄化的加剧，糖尿病的发病率正在逐年增加，同时慢性糖尿病创面的患病率也在逐年攀升。耐药性细菌感染、血管生成障碍、伤口灌注受损，以及氧化应激损伤是糖尿病创面的重要特征。恢复皮肤完整性和维持充足的血液供应是伤口愈合的重要因素。具有高耐久性和良好生物相容性的原位注射水凝胶有助于优化创面愈合的进程。针对糖尿病创面的病理特征，我们课题组与重庆大学生物工程学院团队合作设计了一种新型可原位注射的生物活性水凝胶用于促进糖尿病创面的愈合。通过局部注射这种多功能的水凝胶，可以有效获得抗感染、抗氧化应激、促进血管生成和组织再生的多重疗效，最终显著加快糖尿病创面的愈合。相关研究成果 *All-in-One：Multifunctional Hydrogel Accelerates Oxidative Diabetic Wound Healing Through Timed-Release of Exosome and Fibroblast Growth Factor* 于 2021 年 11 月 17 日在 *Small* 杂志在线发表。

案例三：从不同类型细胞中分离出的外泌体在血管生成和在糖尿病创面愈合治疗中的应用越来越受到人们的关注。M2 巨噬细胞源性的外泌体（M2 - Exos）具有与 M2 巨噬细胞相似的抗炎和良好的促血管生成功能。此外，与 M2 巨噬细胞相比，M2 - Exos 具有稳定性高、易于存储等优点。然而，由于外泌体的快速清除率和相对较短的半衰期，基于外泌体的伤口愈合治疗策略在临床应用上有一定的局限性。因此，我们设计了一种负载 M2 - Exos 的多功能透明质酸（HA）水凝胶，并充分证明了这种水凝胶具有显著的促进糖尿病创面修复的功能。在本研究中，我们成功合成了己二酸二酰肼修饰的 HA 衍生物（HA - ADH）、季铵（QA）和醛接枝 HA（HA - QA - ALD）。HA - QA - ALD 醛基与 HA - ADH 肼基之间的 Schiff 碱反应通过原位双注射器注射形成水凝胶。由于形成的动态共价水肼交联，水凝胶具有良好的自愈合和组织黏附性能，使伤口快速止血。此外，引入带正电荷的 QA

基团，使该水凝胶即使面对耐药菌也表现出强大的抗菌特性。该水凝胶可在糖尿病创面表面原位形成紧密屏障，快速止血，为糖尿病创面提供长期、全面的屏障保护。此外，该水凝胶也是 M2‑Exos 的良好载体，对 HUVECs 的增殖和血管生成有显著的促进作用。该水凝胶可以大大简化糖尿病创面的治疗过程，同时提高糖尿病创面的治疗效果，在今后糖尿病创面的临床治疗中具有广阔的前景。该研究成果于 2021 年成功发表于中科院 1 区杂志 *Chemical Engineering Journal*。

三、论文撰写及投稿经验分享

1. 如何进行论文撰写

论文的撰写水平是直接影响论文最终接收杂志层次的一个重要的因素，在这一章节中，笔者将从 Cover Letter、Abstract、Introduction、Methods and Results、Discussion 这 5 方面介绍撰写过程中的心得体会。

Cover Letter 是在论文投稿时需要同时提交给期刊编辑的一封信。期刊编辑会先看 Cover Letter 的介绍，再看具体稿件内容，然后决定是否让稿件进入同行评审环节。Cover Letter 是期刊编辑对稿件的第一印象，写一篇简洁明了、逻辑缜密、信息全面，又能让期刊编辑快速捕捉到论文独特之处的 Cover Letter，有利于编辑快速审阅论文、缩短论文处理时间，也是论文能够在高水平期刊上发表的重要一步。Cover Letter 可以分为三个段落进行。第一段介绍稿件的题目和投稿的目的杂志的名称。信件开头的称呼需要特别注意，通常在初次投稿时我们无法获知处理我们稿件责任编辑的姓名，所以在书写称呼时可以直接写给杂志的主编（editor-in-chief）。另外，Cover Letter 理论上是文章的通讯作者写给编辑的信件，所以在书写时要注意使用第一人称单数（I）而不是第一人称复数（We）。在第二段的内容中，我们就要对所投稿件的信息进行重点介绍，这也是 Cover Letter 里最重要的一段内容。请不要把文章摘要部分直接复制粘贴，这里的介绍不仅仅是让期刊编辑对所投的论文有所了解，更是你向期刊编辑"推销"你的论文的重要机会。因此，在这里我们可以通过对本领域最新的高质量论文进行引用和对比，彰显自己论文的独特之处和创新性，在实事求是的基础上可以使用一些吸引眼球的词语，来解释为什么所投论文特别值得接收。另外，我们也要注意尽量用通俗易懂的方式介绍一些本领域的基本概念，以避免期刊编辑因不了解相关专业术语而对所投论文进行了错误判断。第三段的内容就是做一些必要的声明。比如，确认所投论文没有同时投给其他期刊，作者之间不存在利益冲突（conflict of interest），确认所有实验遵从伦理要求（ethical requirements）等。

Abstract 通常分为结构式摘要和非结构式摘要，在进行摘要撰写时可以参考"1+1+n+1+1"的写作策略进行，即：1 句进行简要的背景介绍，1 句介绍进行本研究的原因，n 句总结实验结果（$n=3\sim5$），1 句总结结论，1 句强调研究的意义。

Introduction 的作用在于说明本研究领域的现状、存在的问题和本研究希望解决其中哪个问题。一个优秀的前言应包括对现阶段国内外最新研究成果的简洁精辟的综述，以及本研究的必要性和对所研究领域贡献的准确概述。前言部分也可以分三段进行书写：第一段应是对现有研究领域知识的简短概括，但不应是单纯的文献综述；第二段应是对该研究领域其他工作者的总结，还存在哪些问题；第三段应清楚地阐明研究者做了哪些研究工作以及为什么这么做。在撰写前言时也应尽量做到言简意赅，不与摘要雷同；前言与讨论可涉及相同内容，容易在描述上重叠，因此在前言中只作简短介绍，未尽介绍可放在讨论中再作详细展开。

Methods and Results 是论文的重要组成部分，在进行这一部分撰写时可按照提出问题-解决问题的逻辑组织数据，把实验中最新颖的发现设计成拟解决的问题。另外，在表述结果部分要注意用正确而美观的图表呈现结果，用常用句式准确、专业、有逻辑地描述结果。

Discussion 是体现作者写作水平的重要章节。在撰写这一部分时，应注意以下几点：首先，没必要过于阐述研究的结果。讨论中延伸的本质是要对自己所做的研究进行延伸，要让审稿人了解你对这个领域的全局认识。任何一个研究都不可能做到面面俱到，一般仅仅是一个大研究领域内的小问题，在讨论部分，我们可以对比其他学者的工作，比较本研究与本领域其他研究所取得的共识、本研究的特色和区别。其次，要在讨论部分提供结果部分无法体现的信息，由点到面地对结果部分进行延伸。最后，不要忽视本研究中存在的不足，可以就实验中的一些与预期结果不一致的 Interesting 结果进行简单的讨论，分析导致出现不一致性的潜在原因。

2. 如何选择目标期刊

目前大约 30 000 多种科学期刊，每种期刊都有自己特定的投稿要求和范围，因此研究者对投稿期刊的选择往往存在一定的困难。首先，我们应该规避掠夺性期刊（predatory journals），具体掠夺性期刊名单可参照中国科学院文献情报中心正式发布的《国际期刊预警名单（试行）》。在选择投稿期刊时，我们可以查阅研究中所引用的参考文献，对本研究对象有决定性影响以及作为本研究重要依据的文献，我们可以记录下这些文献所发表的杂志，作为我们潜在的投稿期刊。另外，我们也可以在 PubMed、Web of Science 等数据库中搜索与本研究相似的文献，然后对这些文献所发表的期刊进行统计，然后根据拟投稿文章的数据量和预期值，合理选择投稿期刊。

3. 如何针对审稿意见对论文进行修改

如果论文能够得到退修的意见，那说明论文离成功接收已经很近了。无论审稿意见是大修还是小修，我们都应该第一时间仔细且全面地审视专家的审稿意见，确定是否需要补充实验以及补充实验所需要的时间，科学且准确地评估编辑给定的修回截止期（deadline）是否足够，如果时间明显不够，应该及时跟编辑联系，申请延长修回时间。在进行论文修改时我们可以按照以下步骤进行：首先，我们应该尽可能使用准确、生动、简洁的语言。注意纠正不符合语法的句子，如结构不完整、结构混乱、搭配不当等，使其符合语言规范。其次，注意句子之间的逻辑联系，努力保持上下文语调一致，内容平滑顺畅。另外，关于文章数据，必须恰当删除模糊数据和案例，以保证数据的准确性和真实性。如果需要补充实验，应根据审稿专家的指导意见全面地进行相关数据的补充。

4. 对研究生的建议和寄语

科研这条路上，挫折、困难和寂寞是常态，个人的人生态度和追求决定了是否可以在这条布满荆棘的道路上走下去。在研究生阶段，一定要安心踏实做研究，这段经历是人生的宝贵财富，也是走向成功的起点，切忌浮躁。

在遇到挫折时要有一颗强大的本心和坚定不移的信念，学会快乐地进行科学研究。最后祝大家在研究生阶段都能找到适合自己的科研之路，以梦为马，不负韶华。

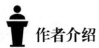 作者介绍

刘国辉，男，博士，华中科技大学同济医学院附属协和医院教授、博士生导师、博士后合作导师，主要研究方向：骨与软组织再生的机制和临床转化研究。在 *Small*、*Bioactive Materials*、*JBJS*、*Chemical Engineering Journal*、*ACS Applied Materials & Interfaces*、*Journal of Nanobiotechnology* 等期刊上发表 SCI 论文 70 余篇，主编大型骨科专著《创伤外科手术要点、难点及对策》，参编、参译《骨科学教程》等专著 10 余部。以课题负责人主持国家自然科学基金 5 项，以课题负责人、项目骨干主持国家重点研发计划项目 2 项，以第一负责人主持国家卫计委重点研发计划 2 项、湖北省重点研发计划 1 项、省市级科技基金项目 12 项。担任中华医学会创伤学分会全国委员、湖北省医学会创伤学分会候任主任委员、中国医师协会骨科医师分会全国委员、中国医师协会创伤骨科专业委员会常务委员、中华医学会骨科学分会创伤骨科学组全国委员、中国医师协会下肢创伤专业委员会副主任委员、中国医师协会创伤学分会骨与关节感染专业委员会副主任委员、中国医师协会急救复苏专业委员会创伤骨科与多发伤学组副主任委员等全国及省级学会任职 50 余项。Email：liuguohui@hust.edu.cn。

【参考文献】

[1] Katayama M, Wiklander OPB, Fritz T, et al. Circulating Exosomal miR-20b-5p Is Elevated in Type 2 Diabetes and Could Impair Insulin Action in Human Skeletal Muscle. Diabetes, 2019, 68(3): 515-526.

[2] Xiong Y, Chen L, Yan C, et al. Circulating Exosomal miR-20b-5p Inhibition Restores Wnt9b Signaling and Reverses Diabetes-Associated Impaired Wound Healing. Small, 2020, 16: e1904044.

［3］Xiong Y，Chen L，Liu P，et al. All-in-One：Multifunctional Hydrogel Accelerates Oxidative Diabetic Wound Healing through Timed-Release of Exosome and Fibroblast Growth Factor. Small，2021，undefined：e2104229.

［4］Liu P，Xiong Y，Chen L，et al. Angiogenesis-Based Diabetic Skin Reconstruction through Multifunctional Hydrogel with Sustained Releasing of M2 Macrophage-derived Exosome. Chemical Engineering Journal，Accepted. undefined（undefined）. https：//doi.org/10.1016/j.cej.2021.132413.

［5］Hu Y，Wu B，Xiong Y，et al. Cryogenic 3D printed hydrogel scaffolds loading exosomes accelerate diabetic wound healing. Chemical Engineering Journal，2021，130634.

［6］Hu Y，Tao R，Chen L，et al. Exosomes derived from pioglitazone-pretreated MSCs accelerate diabetic wound healing through enhancing angiogenesis. J Nanobiotechnology，2021，19：150.

【期刊推荐】

Nature Materials，Science Translational Medicine，Science Advances，Nature Communications，ACS Nano，Advanced Materials，Advanced Functional Materials，Advanced Science，Small，Bioactive Materials

案例 10：
调控谷氨酰胺代谢影响毛囊干细胞的稳态

——*Cell Metabolism* 论文的研究与发表

丁小雷

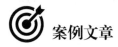 案例文章

Article

Glutamine Metabolism Controls Stem Cell Fate Reversibility and Long-Term Maintenance in the Hair Follicle

Christine S. Kim,[1,2,10] Xiaolei Ding,[3,10] Kira Allmeroth,[1,2,11] Leah C. Biggs,[4,5,6,11] Olivia I. Kolenc,[7] Nina L'Hoest,[1,2] Carlos Andrés Chacón-Martínez,[1,2] Christian Edlich-Muth,[1] Patrick Giavalisco,[1] Kyle P. Quinn,[7] Martin S. Denzel,[1,2] Sabine A. Eming,[2,3,8,9,*] and Sara A. Wickström[1,2,4,5,6,12,*]

[1]Max Planck Institute for Biology of Ageing, Cologne, Germany
[2]Cluster of Excellence Cellular Stress Responses in Ageing-associated Diseases (CECAD), University of Cologne, Cologne, Germany
[3]Department of Dermatology, University of Cologne, Cologne, Germany
[4]Helsinki Institute of Life Science, Biomedicum Helsinki, University of Helsinki, Helsinki, Finland
[5]Wihuri Research Institute, Biomedicum Helsinki, University of Helsinki, Helsinki, Finland
[6]Stem Cells and Metabolism Research Program, Faculty of Medicine, University of Helsinki, Helsinki, Finland
[7]Department of Biomedical Engineering, University of Arkansas, Fayetteville, AR, USA
[8]Center for Molecular Medicine Cologne (CMMC), University of Cologne, Cologne, Germany
[9]Institute of Zoology, Developmental Biology Unit, University of Cologne, Cologne, Germany
[10]These authors contributed equally
[11]These authors contributed equally
[12]Lead Contact
*Correspondence: sabine.eming@uni-koeln.de (S.A.E.), sara.wickstrom@helsinki.fi (S.A.W.)
https://doi.org/10.1016/j.cmet.2020.08.011

SUMMARY

Stem cells reside in specialized niches that are critical for their function. Upon activation, hair follicle stem cells (HFSCs) exit their niche to generate the outer root sheath (ORS), but a subset of ORS progeny returns to the niche to resume an SC state. Mechanisms of this fate reversibility are unclear. We show that the ability of ORS cells to return to the SC state requires suppression of a metabolic switch from glycolysis to oxidative phosphorylation and glutamine metabolism that occurs during early HFSC lineage progression. HFSC fate reversibility and glutamine metabolism are regulated by the mammalian target of rapamycin complex 2 (mTORC2)-Akt signaling axis within the niche. Deletion of mTORC2 results in a failure to re-establish the HFSC niche, defective hair follicle regeneration, and compromised long-term maintenance of HFSCs. These findings highlight the importance of spatiotemporal control of SC metabolic states in organ homeostasis.

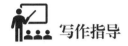 **写作指导**

摘要：哺乳动物的毛发生长呈现周期性，一般分为生长期（anagen）、退行期（catagen）、休止期（telogen）。当毛发再生周期进入生长期时，毛囊干细胞（HFSC）被激活，增殖并迁移出隆起部位，进而分化为前体细胞（progenitor），生成外根鞘（ORS），产生新的毛囊。在退行期，ORS 的部分前体细胞会经去分化产生新的 HFSC 及其微环境细胞；随后，毛囊进入静止期。HFSC 所处的微环境对于其状态调节以及毛发再生有至关重要的调控作用。目前，对于 HFSC 在毛囊周期动态变化的分子机理以及代谢调控基础仍然不是十分清楚。论文 *Glutamine Metabolism Controls Stem Cell Fate Reversibility and Long-Term Maintenance in the Hair Follicle* 2020 年 10 月发表于 *Cell Metabolism* 杂志，该论文主要揭示了 mTORC2 - Akt 信号通路对谷氨酰胺代谢的调控在前体细胞向 HFSC 逆分化中的关键作用。本文将对该论文的研究背景、实验设计、数据整理、论文撰写和期刊投稿发表等过程进行回顾总结，希望可以为同行的研究工作提供有益启示，有助于相关论文的发表。

一、研究背景介绍

细胞代谢是维持细胞、组织与生物整体稳态的重要基础。细胞代谢过程涉及几乎所有重要分子，主要包括蛋白质、脂质、氨基酸、碳水化合物和核苷酸以及参与代谢反应的酶和辅助因子等。这些分子都是细胞基本构成以及维持细胞稳态的重要因素。同时，代谢过程伴随着大量的化学反应，产生以及消耗能量。体内不同组织、细胞有不同代谢需求，越来越多的证据表明代谢选择性地调节器官修复、组织再生以及免疫反应等，而细胞代谢途径受到干扰或紊乱时会引起不同的代谢疾病。因此，研究与探讨细胞代谢过程，包括蛋白质、脂质、碳水化合物、氨基酸和核苷酸在内的关键营养分子的代谢非常重要，对细胞新陈代谢的评估，将为代谢紊乱造成的疾病的治疗带来新的靶点，是近几年细胞生物研究的热点问题。

皮肤是人体的最大器官，覆盖于人体的表面。皮肤及其附属器官，包括毛囊等组织都会受到紫外线等环境损害，需要不断地移除和更新受损部位组织细胞。成年人平均每天有5亿个细胞和100根毛发脱落，相当于1.5克物质。因此，皮肤组织的正常功能依赖于干细胞的活动来替代更新流失的物质。干细胞具有特异性、高增殖性和长寿命。干细胞功能受损或数量减少会导致皮肤组织功能异常以及加速衰老。虽然干细胞在组织稳态及衰老过程中的关键作用已被证实，但对调节这些重要细胞长期维持的机制知之甚少[1]。

德国马克斯-普朗克衰老生物学研究所（Max Planck Institute for Biology of Ageing，MPI Ageing）Sara Wickström 教授和科隆大学医学院皮肤系 Sabine Eming 教授课题组联合于 2020 年 10 月在 *Cell Metabolism* 杂志上发表 *Glutamine Metabolism Controls Stem Cell Fate Reversibility and Long-Term Maintenance in the Hair Follicle* 一文，该论文主要揭示了 mTORC2 - Akt 信号通路通过对谷氨酰胺代谢的调控进而维持 HFSC 稳态中的关键作用。本文将对该论文的研究背景、实验设计、数据整理、论文撰写和期刊投稿发表过程进行回顾总结[2]。

二、课题项目

该项研究工作的主要资助来自德国 DFG 重大特设研究项目 Sonderforschungsbereiche829（SFB829，http：//sfb829. uni-koeln. de/）。所有实验工作是在科隆大学医学院、德国科隆马克斯-普朗克衰老生物学研究所（MPI，Ageing）与"老年性疾病中的细胞应激反应"研究的精英学术研究机构（CECAD）完成（图1）。SFB829 项目由科隆大学医学院皮肤系主任 Thomas Krieg 教授统筹牵头，聚焦于皮肤稳态的分子细胞生物学机制，下设 20 个课题组，分别来自科隆大学医学院皮肤系、科隆大学 CECAD、生物化学系、MPI 等。该项目连续 12 年（2008～2020）获得资助，每年举行学术年会，皮肤学研究领域知名学者 Sabine Werner、Elaine Fuchs、Dennis

Roop 等作为项目指导成员或受邀参加年会论坛，因此逐渐在国际上成为较有影响力的皮肤研究中心。

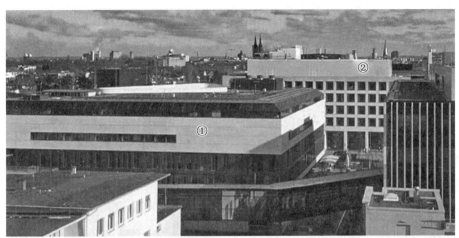

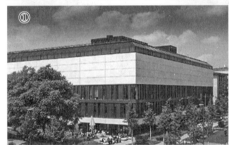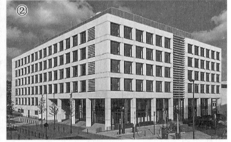

图 1 开展该项课题研究的主要实验场所。① 马克斯-普朗克衰老生物学研究所；②"老年性疾病中的细胞应激反应"研究的精英学术研究机构

SFB829 研究组成员分散于科隆大学医学院校区。"老年性疾病中的细胞应激反应"研究的精英学术研究机构（CECAD）与马克斯-普朗克衰老生物学研究所一条马路相隔，位于科隆大学医学院的校园内，与医学院共同构成了科隆大学医学院的医学科研基地（图 1）。

三、课题研究过程

Sara Wickström 教授团队长期致力于毛囊干细胞（HFSC）研究，主要关注 HFSC 的更新以及分化，特别是 HFSC 如何感知外界物理机械作用，以及后者对干细胞的调控机制。为了更好地研究 HFSC，Sara Wickström 教授团队早期的研究建立了毛囊细胞体外类器官培养系统。在特定的条件下，该类器官培养系统可以在体外对 HFSC（CD34＋）和 CD34‐progenitors 进行特定的培养与扩增。在这一培养系统中，HFSC 与它们所产生的 CD34‐progenitors 始终处于动态的相互转变的过程中（大约各占 50％）。体内移植实验表明，该培养系统的干细胞可以在小鼠皮肤上生成新的毛囊结构[4]，为研究 HFSC 的分化机制提供强有力的工具。

论文第一作者 Christine Kim 博士于 2018 年加入 MPI Ageing 研究所 Sara Wickström 教授课题组。Kim 博士感兴趣的科学问题主要是 HFSC 与 HFSC 分化来的前体细胞有什么差别，这两种细胞群体相互转变是如何调控的？她首先分析了两组细胞的基因表达图谱，研究发现 HFSC 干细胞和前体细胞具有不同的代谢图谱特征，CD34＋ HFSC 主要依赖低氧糖酵解提供能量，而 CD34‐progenitors 主要依靠氧化磷酸化水平来提供能量。有趣的是，这种代谢图谱的不同在体内得到了同样的验证。经过进一步分析发现，Rictor 基因在 CD34‐progenitors 细胞中较高表达。

Rictor 蛋白是 mTORC2 复合体主要调节亚基，代谢主调节器 mTOR 通路中一个重要但相对未知的分子组成部分。我们课题组（Eming 实验室）长期研究 mTOR 信号通路对于皮肤稳态的调控。最近建立了一个皮肤表皮特异性 Rictor 敲除的基因小鼠模型[5]。由于大家共同在 SFB829 项目之下工作，合作研究 Rictor 敲除的基因小鼠对于 HFSC 的调控以及毛发生长的影响是水到渠成的事情。接下来的一系列实验从体内到体外对于开始的科研问题进行了验证。主要发现是缺乏 Rictor 的小鼠毛囊再生和循环明显延迟，这表明干细胞调节受损。随着年龄的增长，这些小鼠开始脱发，干细胞数量减少。HFSC 生活在一个氧气利用率低的环境中，因此利用葡萄糖而不是谷氨酰胺作为能量和蛋白质合成的碳源。这种变化是由低氧浓度和 Rictor 信号触发的。Rictor 的去除削弱了干细胞命运逆转的能力，未能做到这一点会导致年龄引起的 HFSC 减少，从而导致毛囊减少和发膜变薄，引发了"年龄依赖性干细胞衰竭和年龄导致的脱发"。

论文的主要工作历时三年半左右。总的来说，该研究工作表明 mTORC2‐

Akt 信号通过影响谷氨酰胺代谢，维持 HFSC 稳态，而在毛发再生周期中 HFSC 稳态起到重要的调控作用，mTORC2 - Akt 信号传导是需要 ORS 祖细胞在低氧水平上 ORS 内及时返回 HFSC 状态以建立新的凸起 SC 位。这项研究发现毛囊干细胞对头发的再生至关重要，它们可以通过响应组织中的低氧浓度而切换其代谢状态由谷氨酰胺代谢转变为糖酵解，增加 ORS 祖细胞向 HFSC 转化，从而调控毛囊干细胞稳态（图 2）。修改代谢途径可能是增强组织再生能力的有力方法。详细的研究内容与结果，请参考原文[3]。

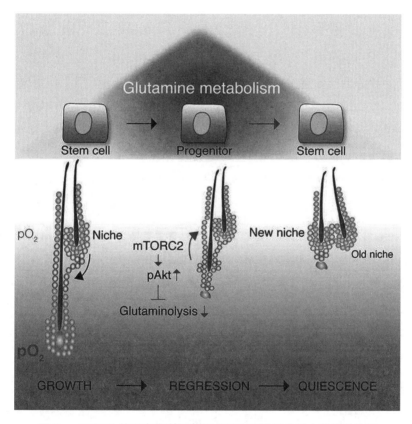

图 2　mTORC2 信号在代谢调节和 HFSC 可逆性命运中的关键作用

HFSC 生活在一个氧气利用率低的环境中，因此利用葡萄糖而不是谷氨酰胺作为能量和蛋白质合成的碳源。毛发生长期的 progenitors "命运可逆性"需要从谷氨酰胺代谢和细胞呼吸转向糖酵解。这种变化是由低氧浓度和 Rictor 信号触发的。

四、发表过程

图表与文字的准备是在实验过程中同时进行的，每位主要的贡献作者都参加了讨论与修订，最后成稿也相对高效与简单。鉴于该课题所涉及的研究内容主要是毛囊干细胞，经过讨论协商，所有的作者都同意投稿于 Cell Press 旗下的 *Cell Stem Cell*。在稿件接近完成之时，Wickström 教授首先进行了投稿前询问。在编辑处获得非正式的反馈信息是论文具有很强的创新性，欢迎投稿。2019 年初，稿件递交给了 *Cell Stem Cell*。*Cell Stem Cell* 编辑邀请到了三位审稿人对论文评审，其中两位审稿人的意见非常积极，可是第三位审稿人的问题异常困难，若按照他的建议，相当于把工作重复一遍。我们询问杂志主编能否忽略第三位审稿人的意见。可主编认为不能完全忽略，于是给予我们开放式拒绝的决定：需要重复实验，但结果不能保证接受；也建议我们可以尝试 Cell Press 旗下 *Cell Reports*。

我们都感觉稿件还是很适合更高水平的杂志，我们决定尝试 *Cell Metabolism*。在联系 *Cell Metabolism* 编辑时，我们同时转发给他们 *Cell Stem Cell* 评审人意见，建议忽略第三位审稿人的意见，可以联系其他审稿人。*Cell Metabolism* 编辑同意后，把稿件重新送给一位新的审稿人。从返回的审稿意见中，可以看出新增加的第四位审稿人是毛发领域的专家，给予这篇稿件非常高的评价，但也提了几条非常关键与中肯的意见。接下来的补充实验大概进行了 9 个月时间，基本完成所有审稿人的问题，文章于 2020 年初被 *Cell Metabolism* 接收。

五、总结

以上作者简要回顾了这篇论文的课题设计、实验与发表过程。从本篇论文发表过程中总结，个人认为以下几个方面非常重要：

（1）研究平台：对于特定的科学问题，好的平台可以让科研工作者把握住前沿热点问题；良好的科研氛围非常有助于推动课题的进展。

（2）合作：良好的合作可以充分发挥课题组、个人的优势。

（3）交流：同事之间的交流非常重要，良好的沟通交流非常有助于实验课题的进展。同样，与杂志编辑及审稿人之间进行详细交流也非常重要。假如我们一定要回答 *Cell Stem Cell* 第三位审稿人的问题，需要补充大量实验，需要更多的时间，但结果却不一定能够在 *Cell Stem Cell* 发表。经过与 *Cell Metabolism* 编辑的沟通交流，我们避开了第三位审稿人的意见，减少了工作量，缩短了发表所需时间。

 作者介绍

丁小雷，男，上海大学医学院教授，入选上海市创新人才千人计划（2020 年 5 月），主要研究方向：皮肤、毛发的再生、发育及其衰老的分子机理；探讨组织再生修复过程的分子机理及其在病理情况下的变化；开发新材料与新药物来改进皮肤的功能及修复过程。其代表性论文发表在 *Cell Metabolism*、*Nature Communication*、*Cancer Research*、*Journal of Allergic and Clinic Immunology* 等国际期刊；2017 年获得欧洲皮肤学会青年研究奖（Egon-Macher Awards），2020 年获得 La Roche-Posay 皮肤科学研究奖。Email：xlding@shu.edu.cn。

【参考文献】

［1］Hsu YC, Pasolli HA, Fuchs E. Dynamics between stem cells, niche, and progeny in the hair follicle. Cell, 2011, 144: 92 - 105.

［2］https: //www.163.com/dy/article/FM302K9K0532BT7X.html.

［3］Kim CS, Ding X, Allmeroth K, et al. Glutamine Metabolism Controls Stem Cell Fate Reversibility and Long-Term Maintenance in the Hair Follicle. Cell Metab, 2020, 32(4): 629 - 642.e8.

［4］Chacón-Martínez CA, Klose M, Niemann C, et al. Hair follicle stem cell cultures reveal self-organizing plasticity of stem cells and their progeny. EMBO J, 2016, 36: 151 - 164.

［5］Ding X，Bloch W，Iden S，et al. mTORC1 and mTORC2 regulate skin morphogenesis and epidermal barrier formation. Nat Commun，2016，7：13226.

【期刊推荐】

Nature Metabolism，*Cell Stem Cell*，*Nature Cell Biology*，*Cell Reports*，*Nature Communications*

案例 11：
腧穴与数学
——多学科融合创新的课题研究和论文发表案例

胡 薇 冯 异

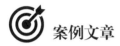

案例文章

Spatial topological analysis of sympathetic neurovascular characteristic of acupoints in Ren meridian using advanced tissue-clearing and near infrared II imaging

Wei Hu [a,b,1], Junda Chen [c,g,1], Caixia Sun [d,1], Xiaoyu Tong [a,b], Wenhan Lu [a,b], Ziyong Ju [e], Yong Xia [e], Zhenle Pei [a,b], Mingzhen Xu [a,b], Xiaoqing Xu [a,b], Jiemei Shi [a,b], Yi Li [e], Haofeng Chen [a,b], Yizhou Lu [a,b], Ying Ying [a,b], Hongru Gao [a,b], Aaron J.W. Hsueh [f], Fan Zhang [d], Zhi Lü [g,*], Yi Feng [a,b,*]

[a] Department of Integrative Medicine and Neurobiology, School of Basic Medical Sciences, Institutes of Brain Science, Brain Science Collaborative Innovation Center, State Key Laboratory of Medical Neurobiology, Institute of Acupuncture and Moxibustion, Fudan Institutes of Integrative Medicine, Fudan University, Shanghai 200032, China
[b] Shanghai Key Laboratory of Acupuncture Mechanism and Acupoint Function, Shanghai 200032, China
[c] School of Mathematical Sciences, East China Normal University, Shanghai 200241, China
[d] Department of Chemistry, Shanghai Key Laboratory of Molecular Catalysis and Innovative Materials, State Key Laboratory of Molecular Engineering of Polymers and iChem, Fudan University, Shanghai 200433, China
[e] Department of Acupuncture and Tuina, Shanghai University of Traditional Chinese Medicine, Shanghai 201203, China
[f] Division of Reproductive and Stem Cell Biology, Departments of Obstetrics and Gynecology, School of Medicine, Stanford University, CA 94305, USA
[g] School of Mathematical Sciences, Fudan University, Shanghai 200433, China

ARTICLE INFO

Article history:
Received 13 January 2021
Received in revised form 2 April 2021
Accepted 3 April 2021
Available online 08 April 2021

Keywords:
Acupuncture
Acupoint
Tissue-clearing
3D visualization
Topology
In-vivo NIR-II imaging

ABSTRACT

Acupuncture has been used for treating various medical conditions in traditional Chinese medicine. Both manual and electro-acupuncture stimulate specific acupoints to obtain local and systemic biological effects, but the underlying mechanisms remain unclear. Here, we used three-dimensional tissue-clearing technology to study acupoints on the Ren meridian of mice to reveal the distribution, density, branching, and relationships between blood vessels and nerves. Using topological *Mapper* methods, we found that sympathetic neurovascular networks were denser in the CV 4 acupoint compared with surrounding non-acupoints. Furthermore, high resolution *in vivo* real-time vascular imaging using the near infrared-II probe LZ-1105 demonstrated increased blood flow in the CV 4 acupoint compared with neighboring non-acupoints after manual or electro-acupuncture. Consistent with earlier findings, our research indicated that acupuncture could enhance local blood flow, and our high-resolution 3D images show for the first time the important role of sympathetic neurovascular networks in the CV 4 acupoint.

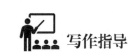 写作指导

摘要：针灸历史悠久，疗效确切。通过提插捻转等手针或电针方式刺激特定的经络和腧穴，从而预防和治疗疾病，但其机制尚不明确。20世纪60年代起，医学研究人员对经络腧穴进行了大量研究，但因当时科学技术的限制，未能有突破性成果。近年来，大尺寸组织透明化三维成像和近红外Ⅱ活体成像技术为经络腧穴的研究提供了新的契机，我们尝试对小鼠任脉及其上的四个穴位（阴交、石门、关元、中极）进行探究。并在精准定位和分层建模的基础上，进一步与数学拓扑（TDA和Mapper方法）分析结合，发现同一经络上的多个腧穴的微血管和神经-血管耦合有特异性，越接近腧穴生物信号传递时遇到的血管分叉越少；且腧穴的拓扑结构内部交叉点较少，意味其交感神经-血管耦合的空间结构越紧密，具有放大增幅的潜能。本论文从构思到发表，历经3年，其间经历了多次实验方法的完善，实验仪器和方法的改进，与复旦大学数学系和化学系师生的合作沟通，斯坦福大学教授们的亲自指导，最后在杂志编辑的细致修改和推进下终于发表。虽然实验成果还不是很系统，但其课题思路、研究方法和多学科交叉对中西医结合的其他研究具有借鉴意义，希望借助文章的发表启发更多的研究者形成有突破性的成果。

一、案例论文介绍

本文主要应用先进的三维可视技术对中医学经络腧穴的结构基础进行研究。既往研究认为腧穴可能是由血管、神经和淋巴管等共同构成的特异性功能单位。但由于实验方法和技术的限制，难以在大尺寸标本中实现对脉管结构精确的三维定位定量观察。近年来，在神经科学领域率先使用的组织透明化三维成像技术，可能成为打开古老中医神秘之门的一把钥匙。我们将具有典型解剖学标志的一段任脉（脐至耻骨联合的腹白线），从浅（皮肤）到深（腹膜）完整取材。经过整体组织的透明化以及对神经和血管进行特异性染色，在光片显

微镜下，根据严格的任脉穴位定位，观察"阴交""石门""关元""中极"四穴，及"关元穴"上下左右的非穴位区的神经血管分布规律，并将准确的定位、定量数据，结合数学拓扑分析寻找腧穴的空间共性规律。我们初步研究发现：腧穴具有拓扑结构的紧凑性和增幅潜能，比起非穴位区，神经血管的效应能级高、分支多、支配范围广。应用数学 TDA 和 Mapper 拓扑分析表明，越接近腧穴生物信号传递时遇到的血管分叉越少，且腧穴区交叉点较少，意味着其交感神经-血管耦合的空间结构越紧密，具有放大增幅的潜能。此外，基于近红外Ⅱ活体探针对活体腧穴区的血管实时成像表明，手针或电针均能引起腧穴相较于非穴区明显的血流增加，且电针引起的血流增加幅度更大，持续时间更长。因此，腧穴具有特异性，且其功能效应的发挥有解剖形态学基础。本研究于 2021 年 4 月发表于 *Computational and Structural Biotechnology Journal*，影响因子为 7.271，主要由复旦大学基础医学院中西医结合学系冯异教授课题组与复旦大学数学系吕志教授、复旦大学先进材料研究院张凡教授的通力合作完成，为探索中医针灸的作用机制提供了科学依据。

二、缘起：如何选题

选题，实际上就是提问题。一个好的问题首先需要有价值。经络腧穴到底是什么？腧穴具有特异性吗？针灸是安慰疗法吗？针灸是如何发挥效应的？面对中医古籍上记载翔实而准确的十四正经、奇经八脉的起止轨迹、分支走形、与脏腑关系的记载；看着历代医家对男性、女性和儿童经络描述的 300 多个穴位的生动图画、用于针灸教学和练习的针灸铜人，以及临床上广泛应用针灸治疗疼痛、生殖疾病、老年疾病等的良好疗效，几十年来，国内外科学家一直怀着好奇心尝试揭示这个"黑匣子"。这确实是一个很有价值的问题，因受限于时代和科技的发展水平，出现了多种假说，但证据并不充分。当我们发现有新的技术有可能适合于研究本问题时，便责无旁贷地要去试一试。

腧穴的本质，或腧穴的结构基础，曾经被认为是可以问鼎诺贝尔奖的研究。20 世纪 50 年代，中国即把经络的研究列为全国自然科学发展规划的重点项目，但无论是临床观察，还是基于人体解剖学或组织形态学的研究，都十分曲折、进展有限。机缘巧合，2013 年，冯异教授在美国斯坦福大学访学时，偶然接触了组织透明化三维成像技术，并立刻意识到其潜在的应用价值。回国后，她致力于此技术的教学和推广。在开设透明化课程指导学生进行肌肉组织的透明化实验过程中，偶然发现了小腿肌肉中神经血管存在部分特异性结构，肌肉深层和浅层的走形不同，且在某个区域聚集，疑惑是否与经络和腧穴有关。因此，我们在此基础上，设计了更完善的任脉腧穴实验。并因为获得"上海地方性高水平大学建设经费"的支持，建立了医学组织透明化三维成像大型科研共享平台（http：//jspt. fudan. edu. cn/genee/category/equipment? token ＝ 858d0a5bca29c22da33d42abe4b2e08b&id ＝ 107& keywords＝），可以对更大尺寸的样本进行更清晰的三维成像，获取大量数据。之后我们又联系复旦大学数学系和材料系的教授，组织多学科讨论和合作，逐渐完善课题，直至完成发表。

三、谋断：如何设计研究方法

选题结束后就要设计研究方法。如今的学术界有一个奇怪的认知，认为实验设计都是有"套路"可循的。但无论是套路，还是高大上的技术，最终都应该以实现完整的逻辑链为目的。较为完善的研究方案设计大致有两种思路：① 关联性研究：即在特定背景模型下观察研究现象间是否具有相关关系，包括 Meta 分析、回顾性研究等，最简单的例子，如根据吸烟的人易患肺癌则推测吸烟为肺癌的高危因素；② 因果性研究：即明确某一事件发生后，一定会导致第二事件的发生，往往会涉及敲低/沉默、过表达等，如 21 三体一定会导致唐氏综合征等。两类研究设计各有利弊：关联性研究可能会将一些无因果关系的事件错误地关联起来，例如癌症相关文章的主体读者是癌症患者，从而得出读癌症相关文章可能会导致癌症等这种令人啼笑皆非的结论。而因果性研究则较为困难，在研究的早期往往难以找到研究的切入点，同时很多结果都是多因素共同作用的结果，仅仅改变单一因素可能对其最终结果造成的影响很小而无法被观察到。因而在设计研究时，应充分利用两类方法的优势互补，以关联性研究寻找研究初期的切入点，并以更为严谨的因果推论得出确定的结论。

就本课题而言，也是基于两种基本逻辑思路进行设计。首先需要寻找与腧穴相关联的特异性组织空间结构，即关联性验证；其次需要证明拟探究的结构特征为穴位功能的关键因素之一，即因果性研究。在筛选穴位相关联的空间特征时，基于充分的文献检索和预实验，我们将研究对象初步锁定到交感神经和血管；而通过对实验结果的仔细甄别和删繁就简，我们从大量的空间参数中筛选出关键的神经血管耦合单位。更进一步，我们通过数学建模及拓扑学 TDA 和 Mapper 分析法，验证了"耦合"特征为信号传递效率的决定因素之一，辅以活体血管成像和单一穴位针刺实验，最终得出我们的研究对象是穴位效应的关键因素之一。

科学实验至关重要的一点是设置对照，而这是腧穴或针刺研究的难点。斯坦福大学神经精神疾病研究专家 Karl Deisseroth 教授在指导本课题时指出，有意义的结果都是建立在良好的对照基础之上的。那么对于针刺的对照设置，严格的单一变量对照不可避免会遇到"假针刺"和"非穴位"的概念。因此在我们的研究中，通过透明后组织和原始组织膨胀系数的计算，确定 4 个任脉腧穴的准确定位后，选取单纯手针（仅扎针但无提插捻转等刺激手法）作为电针对照，以及经过精确计算，在经络旁开、两穴中间等区域作为穴位对照。

实验经过酝酿和优化，两年间先后在中国和美国的实验室完成了透明化、多重染色、成像、重构、数据和图像分析等过程，应用了医学、数学、化学、光学，以及计算机大数据的多学科交叉，试图用精准的科学语言描述传统针灸问题。

四、点睛：如何整理分析数据及设计图表

数据分析和图表设计需要量体裁衣，好的数据和图表达到的效果可以不需要借助文字就让读者直接明白作者想表达的含义。

本研究基于一段任脉的大尺度成像，通过特异性染色得到大量数量和位置信息，通过三维软件的可视重构分析，得出每个腧穴区神经和血管的数

量、位置、密度、分支、分叉、相互关系等，及非腧穴区相同的一套数据。将从多个动物得到的这些数据打包，双盲标记后交给我们的合作者，进行数学建模和拓扑分析。经过多次讨论，从大数据中选取关键的信息，绘制符合数学计算又符合医学表述的图表，如论文中图 4（见下图）。

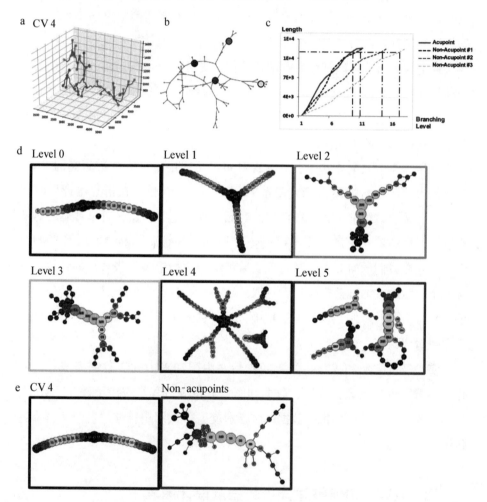

五、功成：如何投稿及修改

投稿总是令人期待和忐忑的，每一位作者都希望自己的工作能被顺利接收，还需要兼顾投稿周期、版面费用等问题，那么选择目标期刊的策略就极为重要。丁香园和 Letpub 等众多网络资源，也成为新兴投稿经验的来源之一。

由于没有急切发表的压力，本论文完稿后，我们按影响因子从高到低列举了一系列可以投稿的杂志，就开始了漫长的投稿过程。对于作者而言，不仅要按照杂志要求修改格式、按不同的投稿系统编辑图片这些烦琐的工作，屡战屡败、屡败屡战的忍耐和斗志是更加重要的。首先，我们在还没完稿前，试探性地把摘要投到了 CNS（*Cell*、*Nature*、*Science*），其中只有 *Nature* 的主编在投稿第二天，告知我们可以上传全文，但很快就遗憾地婉拒：期刊接受的文章需要面向更多对这方面感兴趣的读者。之后我们又经历了 5～6 次投稿，从 20 多分的综合期刊逐步降低到 7～8 分的水平，每次投稿都是 with editor 后直接被拒，心情一度非常低落。于是我们改变策略，转向交叉学科方向，终于遇到 *Computational and Structural Biotechnology Journal*。文章从投递到大修后接收共经历了 3 个月，最令人感动的是其中一位同行评审，从论文的语法构词，到结果展示、逻辑框架都给予了面面俱到的修改建议，对于本篇论文的终稿大有裨益。最终，我们以长达 21 页的文档回复编辑和评审，深夜寄出后第二天一大早就收到了文章被接受的好消息。

论文发表后，我们受到了国内外同行的很多关注，多次被邀请在会议上汇报和介绍。虽然我们的研究还很粗浅，但希望它可以展示中西医结合研究的一些新技术和新思路，启发更多的同行利用前沿技术探索中医药的奥秘。

 作者介绍

胡薇，女，复旦大学上海医学院临床八年制博士研究生。在 *Computational and Structural Biotechnology Journal* 等期刊上发表学术论文 10 篇，参与编著教材 1 本（2020）。主持项目：复旦大学"正谊学者""卿枫"和"福庆学者"等科研项目。Email：15301050259@fudan.edu.cn。

冯异，女，博士，复旦大学基础医学院、中西医结合研究院教授、博士生导师，美国斯坦福大学和瑞典哥德堡大学访问学者，复旦大学"卓学人才"。主要研究方向：① 针刺治疗女性生殖内分泌疾病的机制研究；② 组织透明化三维成像的应用和优化。在 *Front Physiol*、*International Journal of Molecular Science* 和 *Computational and Structural Biotechnology Journal* 等期刊上发表学术论文 60 余篇，主编教材《医学组织透明化三维成像》（2020），参与编著 *Current Research in Acupuncture* 等 10 余本。主持项目：国家自然科学基金面上项目 3 项、青年项目 1 项等 10 余项。Email：fengyi17@fudan.edu.cn。

【参考文献】

Hu W, et al. Spatial topological analysis of sympathetic neurovascular characteristic of acupoints in Ren meridian using advanced tissue-clearing and near infrared II imaging. Computational and structural biotechnology journal，2021（19）：2236 – 2245.

【期刊推荐】

American Journal of Chinese Medicine，*J Ethnopharmacol*，*BMC Complementary and Alternative Medicine*，*Evidence-based Complementary and Alternative Medicine*，*Acupuncture in Medicine*，*Traditional Medicine and Modern Medicine*

案例 12：
中药活性成分发现与作用机制研究新思路：基于中医药理论的计算机模拟与多组学技术结合研究

李　飞

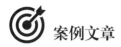 案例文章

An Inhibitor of NF-κB and an Agonist of AMPK: Network Prediction and Multi-Omics Integration to Derive Signaling Pathways for Acteoside Against Alzheimer's Disease

Ying-Qi Li[1†], Yi Chen[1†], Si-Qi Jiang[1], Yuan-Yuan Shi[2], Xiao-Li Jiang[1], Shan-Shan Wu[1], Ping Zhou[1], Hui-Ying Wang[1], Ping Li[1*] and Fei Li[1,2*]

[1] *State Key Laboratory of Natural Medicines, China Pharmaceutical University, Nanjing, China,* [2] *College of Pharmacy, Xinjiang Medical University, Urumqi, China*

Alzheimer's disease (AD) is the most frequent type of dementia. Acteoside (ACT) is a compound isolated from *Cistanche tubulosa*, which possesses excellent neuroprotective properties. However, the underlying mechanism of ACT in regulating microglia polarization remains ill-defined. Therefore, a computational network model was established to identify the driving targets of ACT and predict its mechanism by integrating multiple available databases. The $AlCl_3$-induced AD model in zebrafish larvae was successfully constituted to demonstrate the therapeutic efficacy of ACT. Subsequently, LPS-induced BV-2 cells uncovered the positive role of ACT in M1/M2 polarization. The NF-κB and AMPK pathways were further confirmed by transcriptomic analysis, metabolomics analysis, molecular biology techniques, and molecular docking. The research provided an infusive mechanism of ACT and revealed the connection between metabolism and microglia polarization from the perspective of mitochondrial function. More importantly, it provided a systematic and comprehensive approach for the discovery of drug targets, including the changes in genes, metabolites, and proteins.

Keywords: acteoside, BV-2 cells, metabolism, RNA-seq, mitochondria, neuroinflammation

写作指导

摘要：网络药理学和生物信息学的不断发展给中药活性成分发现与作用机制研究带来了诸多新思路，也是目前很多中医药相关领域的研究前沿热点。本文基于中医药理论，建立了一种"预测-验证"的研究模式，即预测中药活性单体的作用靶点和信号通路，并通过多组学技术手段和生物学实验进行验证。阿尔茨海默病（Alzheimer's disease, AD）是痴呆中最常见的类型。化合物毛蕊花糖苷（ACT）来源于管花肉苁蓉，具有良好的神经保护作用。然而，ACT 调节小胶质细胞极化的作用机制尚不清楚。因此，本文通过整合多个开源数据库，建立计算机网络模型，预测其作用靶点及机制。通过 $AlCl_3$ 诱导斑马鱼幼鱼 AD 模型，验证 ACT 的药效。通过 LPS 诱导的 BV-2 细胞，揭示 ACT 在调节其 M1/M2 极化中发挥的作用。通过转录组学、代谢组学、分子生物学技术手段和分子对接进一步验证了 ACT 对 NF-κB 和 AMPK 信号通路的作用。本文揭示了 ACT 的作用机制，并从线粒体功能的角度探究了代谢与小胶质细胞极化的关系。更重要的是，本文为药物靶点的发现，包括基因、代谢物和蛋白的变化，提供了一种系统和全面的方法，为中医药领域选题立项提供思路，为相关领域研究生 SCI 文章的写作投稿提供借鉴参考。

中药主要来源于天然药物及其加工品，是我国独特的卫生资源和民族瑰宝。中药单体是中药中的活性成分，具有多种药用特性，如抗氧化、抗癌、抗菌等作用，是新药开发的重要来源。近年来，我国积极推动中药现代化进程，而中药活性单体研究正是中药开发与应用的关键科学问题，是新药创制的重要源泉。随着网络药理学和生物信息学的发展，将网络药理学方法和生物信息学技术相糅合，联合生物学实验验证已经成为中药及其复方相关研究，尤其是其作用机制研究的重要方式之一，更是在中药活性单体发现及其作用机制探讨方面取得了很多新的进展。

在计算机模拟与生物学研究相结合的新思路指导下，基于"预测-验证"多位模式的中药活性单体研究打破了传统中药在活性成分发现、作用机制研究等方面的诸多瓶颈，使得原先难以定向的药物作用靶点和信号通路得以预测，并能够通过多种生物学实验进行验证。本文以发表在 *Frontiers in Cell and Developmental Biology*（2020 年影响因子 6.684）上的文章 *An Inhibitor of NF-κB and an Agonist of AMPK: Network Prediction and Multi-Omics Integration to Derive Signaling Pathways for Acteoside Against Alzheimer's Disease* 为例，从中药活性单体发现、药效评价、机制探讨等多个环节，围绕论文选题、研究方法设计、论文框架搭建等几个方面，对计算机模拟与生物学研究相结合的中药活性单体研究新思路详细展开介绍。

阿尔茨海默病（AD）是痴呆中最常见的类型。化合物毛蕊花糖苷（ACT）来源于管花肉苁蓉，具有良好的神经保护作用。然而，毛蕊花糖苷调节小胶质细胞极化的作用机制尚不清楚。因此，本文通过整合多个开源数据库，建立计算机网络模型，预测其作用靶点及机制。通过 AlCl₃ 诱导斑马鱼幼鱼 AD 模型，验证 ACT 的药效。通过 LPS 诱导的 BV-2 细胞，揭示 ACT 在调节其 M1/M2 极化中发挥的作用。通过转录组学、代谢组学、分子生物学技术手段和分子对接进一步验证了 ACT 对 NF-κB 和 AMPK 信号通路的作用。本文揭示了 ACT 的作用机制，并从线粒体功能的角度探究了代谢与小胶质细胞极化的关系。更重要的是，本文为药物靶点的发现，包括基因、代谢物和蛋白的变化，提供了一种系统和全面的方法。

对于中药活性单体研究，第一个关键在于确定研究对象，即活性单体的发现。我们都知道，中药是多成分的，一种中药含有几十种，甚至几百种化学成分，其化学结构、理化性质、含量、药效等各不相同。在这种"百里挑一"的科学决策中，化学成分的"量"与"效"是最值得权衡的方面。

在案例中，我们所研究的毛蕊花糖苷是一种苯乙醇苷类化合物，广泛存在于天然药物中，例如我们所关注的新疆道地药材管花肉苁蓉。管花肉苁蓉是一种温和的补肾中药，临床中常用于痴呆症的治疗。而阿尔茨海默病是痴呆中最常见的类型。现代研究表明，管花肉苁蓉的提取物表现出了明显的抗阿尔茨海默病作用。从"量"的方面来看，毛蕊花糖苷在管花肉苁蓉中含量非常丰富，也是其标志性成分之一。因此，它很有可能是阐释管花肉苁蓉抗阿尔茨海默病作用的关键化合物，非常具有研究和关注的价值。从"效"的角度来看，课题组前期建立了一种网络药理学预测联合斑马鱼模型验证的中药双效活性成分发现方法[1]。通过该方法，毛蕊花糖苷被预测具有抗阿尔茨海默病的作用。而课题组后期所建立的骨质疏松合并阿尔茨海默病大鼠模型也已经确证了毛蕊花糖苷体内抗阿尔茨海默病的作用[2]。基于以上考量，我们最终聚焦在化合物毛蕊花糖苷。

在开展一项研究之前，需要确定研究的大方向，即明确希望解决的科学问题是什么。相比于中药或复方的研究，中药活性单体研究不仅需要一个大方向，更加需要找到一个具体而微的落脚点。众所周知，阿尔茨海默病的病因病机非常复杂，主流学说并不统一。那么如何从这种"千头万绪"的复杂疾病中剥茧抽丝、化繁为简呢？在本案例中，我们通过计算机模拟的方法做出了回答。

根据毛蕊花糖苷的化学结构，从不同的官能团入手，预测其潜在的作用靶点，并通过大范围的文献调研，建立一个全方位的化合物效应网络。同时，通过整合多个开源数据库，建立疾病的分子网络，将两个原本独立的网络相互映射，最终得到毛蕊花糖苷抗阿尔茨海默病的潜在作用靶点。将这些潜在的有效靶点进行富集分析和归纳解析，我们发现，毛蕊花糖苷的作用涉及了信号转导、内分泌系统、免疫系统等多个不同的方面、多条不同的信号通路。值得强调的是，许多研究表明，中药是通过多靶点的作用网络对机体发挥整体调控作用，我们所建立的计算机模拟方法也同样满足这种整体观，是一种全方面、多层次的预测。但是显然，此时的数据量依然是庞大而复杂的，需要更深层次的解析和抓取。

既然效应网络是依据疾病的分子网络建立的，那么对于效应网络的解析就离不开对于疾病分子网络以及分子机制的理解和把握。我们特别关注到，毛蕊花糖苷可以调控多条与炎症相关的信号通路，此外还与代谢的调节密切相关，这暗示了毛蕊花糖苷可能在抗炎和调节代谢方面具有良好的作用。对应到疾病中来看，神经炎症与阿尔茨海默病的发生发展密切相关，其中的关键就是中枢神经系统中主要的免疫细胞——小胶质细胞。小胶质细胞有 M1、M2 两种表型。在脑内微环境破坏或受到刺激的情况下，小胶质细胞会向M1 型极化，从而增高促炎因子的表达，这一过程通常伴随着神经炎症的产生甚至神经退行性疾病的发生。此外，现代研究表明，小胶质细胞极化状态的改变会影响细胞代谢平衡，致使线粒体功能障碍和细胞代谢紊乱，这些表型的改变对于阿尔茨海默病来说都是不利的[3]。因此，基于以上背景，结合药物效应网络的归纳分析，我们从庞大而复杂的效应网络中盘剥出"炎症"与"代谢"两个关键点。

找到关键点之后，接下来就是整体实验方法的设计以及论文框架的搭建。这个过程可以类比为盖房子，需要一个足够支撑全屋的框架结构，确保每一面墙、每一根柱子都是符合位置的，同样，也需要严丝合缝且足够有力的材料去添砖加瓦。因此，在实验设计时，一定要注意方法的科学性、客观性和有效性。不同的结果之间应该是相互印证或者上下衔接的，具有逻辑性。

由于在前期的研究中我们已经使用大鼠模型确证了毛蕊花糖苷抗阿尔茨海默病的效果，因此，在案例中我们选择了实验周期短、相对方便快捷的斑马鱼作为模式动物，并采用公认的 $AlCl_3$ 诱导模型，作为其体内药效评价的进一步填充。同时，斑马鱼模型的结果也支撑了上文中所提到的毛蕊花糖苷药物效应网络及其潜在作用靶点的合理性和有效性。

接下来是毛蕊花糖苷的体外活性评价，以及解读毛蕊花糖苷的作用机制。我们选择了在阿尔茨海默病相关研究中非常成熟且广泛使用的脂多糖刺激 BV-2 小胶质细胞为研究对象，系统地评价毛蕊花糖苷调节 BV-2 小胶质细胞 M1/M2 型极化的作用。我们发现，毛蕊花糖苷可以抑制 BV-2 小胶质细胞 M1 极化，促进其 M2 型极化，即表现出抗炎的积极作用。为了进一步验证通过计算机模拟方法所建立的毛蕊花糖苷药物效应网络，我们通过RNA-Sequence 技术寻找在脂多糖刺激前后 BV-2 小胶质细胞的差异表达基因。通过相关的 GO 和 KEGG 富集分析，我们选择了 NF-κB 信号通路进行验证，发现毛蕊花糖苷可以通过抑制 NF-κB 信号通路的激活，发挥抗炎作用。

　　为了解读预测的药物效应网络中代谢的关键点，进一步将炎症与代谢关联起来，我们继续以 BV-2 小胶质细胞作为研究对象，采用 UPLC-Q-TOF 液质联用技术寻找 LPS 刺激 BV-2 小胶质细胞前后的差异代谢物以及相关的代谢通路。我们发现，毛蕊花糖苷影响了精氨酸生物生成以及泛酸和 CoA 生物生成，前者与 NO 的生成，即与炎症密切相关，而后者与线粒体功能紧密相连。这两个代谢通路也与我们通过计算机模拟得到的预测结果相吻合，进一步验证了药物效应网络。

　　我们都知道，线粒体是细胞能量的生成中心，对细胞代谢影响很大。因此，细胞代谢状态的改变很有可能暗示着线粒体在这一过程中的变化。利用透射电子显微镜和流式细胞术，我们发现，在炎症状态下，BV-2 小胶质细胞胞浆内的线粒体受到过载的 ROS 诱导，其双层膜结构被破坏，产生功能障碍，致使 ATP 生成减少。而毛蕊花糖苷可以通过上调线粒体功能蛋白 PGC-1α 和 UCP-2 来清除过载的 ROS，使得线粒体恢复正常的形态和功能。

　　接下来，我们试图寻找与细胞代谢相关的信号通路。我们关注到，AMPKα 是细胞代谢的枢纽，与维持细胞正常的生理状态密切相关，而根据文献报道，AMPKα 在调节小胶质细胞极化的方面也有一定作用[4]。此外，PGC-1α 的表达也受到 AMPK 信号通路的调控。因此，我们通过 Western blot，利用相关的小分子抑制剂来探究 AMPK 信号通路的变化。同时，我们还通过分子对接模拟预测了毛蕊花糖苷与 NF-κB、AMPKα 之间的结合情况。由此，我们发现，毛蕊花糖苷不仅可以通过抑制 NF-κB 信号通路的激活促使 BV-2 小胶质细胞从 M1 型极化为 M2 型，而且可以通过激活 AMPK 信号通路来缓解线粒体功能障碍，恢复正常的代谢状态。此外，AMPK 信号通路的激活也与小胶质细胞极化状态的改变相关。

　　基于以上介绍的计算机模拟与生物学研究相结合的中药活性单体研究新思路，我们首次报道了毛蕊花糖苷在调节 BV-2 小胶质细胞极化方面的作用机制，这为毛蕊花糖苷后续的研究以及临床应用提供了数据支撑。我们通过这种"预测-验证"多位模式，成功构建了毛蕊花糖苷在抗阿尔茨海默病方面的效应网络，并整合了多组学的技术手段，从"炎症"和"代谢"的角度出发，对毛蕊花糖苷调节 BV－2 小胶质细胞极化的作用机制进行了探讨，这对于其他中药活性单体的研究是有借鉴意义的。

 作者介绍

　　李飞，男，博士，中国药科大学药物科学研究院国家重点实验室教授、博士生导师。主要研究方向：围绕老年性代谢疾病，开展中药活性成分发现与作用机制研究。在 *J Control Release*、*Pharmacol Res*、*Front Cell Dev Biol* 及 *Anal Chim Acta* 等期刊上发表学术论文 50 余篇，副主编国家级规划教材《中药炮制学》（2019），参与编著 6 本。主持国家自然科学基金项目 3 项、省部级项目 6 项，获省部级奖励 3 项。Email：lifei@cpu.edu.cn。

【参考文献】

　　[1] Li YQ, Chen Y, Fang JY, et al. Integrated network pharmacology and zebrafish model to investigate dual-effects components of Cistanche tubulosa for treating both Osteoporosis and Alzheimer's Disease. Journal of ethnopharmacology, 2020, 254：112764.

　　[2] Chen Y, Li YQ, Fang JY, et al. Establishment of the concurrent experimental model of osteoporosis combined with Alzheimer's disease in rat and the dual-effects of echinacoside and acteoside from Cistanche tubulosa. Journal of ethnopharmacology, 2020, 257：112834.

　　[3] Li L, Wang Y, Wang H, et al. Metabolic responses of BV-2 cells to puerarin on its polarization using ultra-performance liquid chromatography-mass spectrometry. Biomedical Chromatography, 2020, 34(4)：e4796.

　　[4] Chu X, Cao L, Yu Z, et al. Hydrogen-rich saline promotes microglia M2 polarization and complement-mediated synapse loss to restore behavioral deficits following hypoxia-ischemic in neonatal mice via AMPK activation. Journal of neuroinflammation, 2019, 16(1)：1－15.

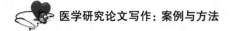

【期刊推荐】

Acta Pharmaceutica Sinica B，*Phytomedicine*，*Protein & Cell*，*Journal of Neuroinflammation*，*Signal Transduction and Targeted Therapy*

浅谈病毒广谱中和抗体领域的基础医学研究论文写作

张天龙

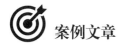 案例文章

Neutralization mechanism of a human antibody with pan-coronavirus reactivity including SARS-CoV-2

Xiaoyu Sun[1,10], Chunyan Yi[1,10], Yuanfei Zhu[2,10], Longfei Ding[3,10], Shuai Xia[2,10], Xingchen Chen[1,10], Mu Liu[2], Chenjian Gu[2], Xiao Lu[1], Yadong Fu[1], Shuangfeng Chen[1,4], Tianlong Zhang[5], Yaguang Zhang[1], Zhuo Yang[1], Liyan Ma[1], Wangpeng Gu[1], Gaowei Hu[2], Shujuan Du[2], Renhong Yan[6], Weihui Fu[3], Songhua Yuan[3], Chenli Qiu[3], Chen Zhao[3], Xiaoyan Zhang[3], Yonghui He[1], Aidong Qu[1], Xu Zhou[7], Xiuling Li[7], Gary Wong[8], Qiang Deng[2], Qiang Zhou[6], Hongzhou Lu[3], Zhiyang Ling[1✉], Jianping Ding[1✉], Lu Lu[2,3✉], Jianqing Xu[3✉], Youhua Xie[2,9✉] and Bing Sun[1,4✉]

Frequent outbreaks of coronaviruses underscore the need for antivirals and vaccines that can counter a broad range of coronavirus types. We isolated a human antibody named 76E1 from a COVID-19 convalescent patient, and report that it has broad-range neutralizing activity against multiple α- and β-coronaviruses, including the SARS-CoV-2 variants. 76E1 also binds its epitope in peptides from γ- and δ-coronaviruses. 76E1 cross-protects against SARS-CoV-2 and HCoV-OC43 infection in both prophylactic and therapeutic murine animal models. Structural and functional studies revealed that 76E1 targets a unique epitope within the spike protein that comprises the highly conserved S2′ site and the fusion peptide. The epitope that 76E1 binds is partially buried in the structure of the SARS-CoV-2 spike trimer in the prefusion state, but is exposed when the spike protein binds to ACE2. This observation suggests that 76E1 binds to the epitope at an intermediate state of the spike trimer during the transition from the prefusion to the postfusion state, thereby blocking membrane fusion and viral entry. We hope that the identification of this crucial epitope, which can be recognized by 76E1, will guide epitope-based design of next-generation pan-coronavirus vaccines and antivirals.

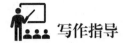写作指导

摘要：基础医学是研究人类健康和疾病本质及其内在规律的自然科学，为疾病的诊断与治疗提供理论支持。基础医学研究的选题应聚焦人类疾病和健康等与临床研究结合较为紧密、临床上亟待解决的重要问题。新冠病毒研究是当前基础医学研究的前沿热点。开发具有新冠病毒广谱效力的疫苗和中和抗体，有效应对新冠病毒的不断变异和免疫逃逸以及预防以往冠状病毒的再次暴发，是科学界面临的重大科学问题。本文以近期在 *Nature Microbiology* 杂志上发表的一篇关于新冠病毒广谱中和抗体的筛选和效价研究论文为范例，从选题、课题设计、跨学科合作和研究方法设计 4 个部分来介绍如何结合实验室研究基础和前沿热点，发表一篇具有较高创新性的基础医学研究论文。

2019 年底暴发的新型冠状病毒肺炎（以下简称新冠肺炎）疫情给中国乃至全世界人民的健康安全造成重大威胁。医学和生命科学等各个领域的研究者都迅速投入病毒的致病机理、诊疗方法和防控方案的研究。自从疫情暴发以来，在 PubMed 数据库中已收录新冠病毒相关论文超过 16 万篇，相关论文的发表和引用都出现了井喷式增长。在"后疫情"时代，随着我们对新冠病毒防治研究的不断深入，该领域高水平研究论文的发表愈发困难。本文介绍的这篇新冠病毒基础医学研究论文，是由中国科学院分子细胞科学卓越创新中心孙兵研究员主导、笔者共同参与的一项研究工作，标题为 *Neutralization mechanism of a human antibody with pan-coronavirus reactivity including SARS-CoV-2*，发表于微生物学和免疫学领域的顶尖期刊 *Nature Microbiology*，其 2021~2022 年影响因子为 17.7，位列全球 98 本免疫和微生物学科类期刊第 3 位。以下将以该论文为范例，从选题、课题设计、跨学科合作和研究方法设计 4 个部分来介绍如何发表一篇具有较高创新性的新冠病毒领域基础医学研究论文。

一、基础医学研究论文如何选题

基础医学主要运用生命科学等研究方法，针对临床问题，研究人类健康和疾病本质及其内在规律，为疾病的诊断与治疗提供理论支持，推动临床医学的发展。相对于选题比较广泛的生命科学研究，基础医学研究主要聚焦人类疾病和健康等与临床研究结合较为紧密、临床上亟待解决的重要问题。针对这些问题，研究生可以通过与临床医疗工作者直接交流，或者通过查阅国内外文献掌握相关领域最新进展和发展趋势，再根据自身的知识背景和经验建立假说，提炼出论文核心研究问题。因此这些问题要反映出临床研究的实际需求、研究者自身的灵感和新思想，并触及世界前沿领域的热点和难点，整体应该表现出较强的原创性或引领性，突出预期研究成果的理论深度和研究意义，而不仅仅是前人研究成果的重复，这样才能获得期刊编辑和读者的认同，发表在高水平的期刊上。

新冠肺炎疫情是当今社会面临的重大挑战，新冠病毒相关研究迅速成为国际医学和生命科学研究的热点。中国科学院科技战略咨询研究院、中国科学院文献情报中心与科睿唯安联合发布的《2021 研究前沿》和《2021 研究前沿热度指数》报告指出，2021 年临床医学领域的前 10 项热点前沿中有 6 项为新冠肺炎研究，研究主题涉及新冠肺炎病例临床特征、CT 诊断、药物治疗以及患者器官表现及并发症等，并且该领域当年入选的 29 个新兴前沿均为新冠肺炎研究；而在生命科学研究领域，新冠肺炎病原鉴定和病毒刺突蛋白研究分别位列热点前沿榜单的首位和次位，并且该领域今年入选的前 10 项新兴前沿有 8 项为新冠肺炎研究。由此可见，新冠肺炎病毒的研究具有鲜明的引领性和开创性，不仅有重要的科学意义和社会意义，还具有潜在的临床应用价值，对于刚开始踏入研究领域的研究生是非常合适的选题方向。

肆虐的新冠肺炎疫情给研究人员带来了挑战，相关论文的发表和引用都出现了井喷式增长，但是大量良莠不齐的学术论文也对整个学术体系造成了冲击。绝大多数缺乏创新性、粗制滥造的相关研究成果很难发表在高水平的期刊上，选择合适的研究切入点将决定论文的最终发表层次。针对新冠肺炎的医学和生命科学研究可分为临床表现、诊疗技术、流行病学、疫苗研发和致病机制等研究方向。在"后疫情"时代，随着我们对于新冠病毒致病机理以及新冠肺炎的传播、诊疗和防控手段都已有较清晰的认知，后续要取得突破性的研究进展，就要聚焦更有效的诊疗和防控技术来开展研究。

本文推荐的这篇论文，选择以新冠肺炎的新型治疗药物为突破口开展研究，具有充分的选题依据。目前关于新冠肺炎的药物研发方向众多，包括中药制剂、小分子靶向药物和抗体药物等，如何独辟蹊径研发原创性或新颖性药物是研究者首先需要考虑的问题。通过冠状病毒的背景调研，研究者了解到 20 世纪已产生三次冠状病毒引发的疫情：2003 年的 SARS - CoV 病毒引发的非典型肺炎（SARS）、2012 年 MERS 病毒引发的中东呼吸综合征（MERS）以及 2019 年新冠病毒引发的新型冠状病毒肺炎（COVID - 19）。这三种病毒同属 β 冠状病毒属，都具有很强的传染性和危害性，其中 SARS 致死率是 10%，MERS 接近 30%，新冠病毒约为 1%～2%。由于缺乏广谱的抗病毒药物和有效的防控手段，每次冠状病毒疫情暴发都是猝不及防，导致疫情暴发初期的死亡率非常高（新冠病毒在武汉的致死率约为 4.9%）。虽然目前流行的新冠毒株（例如奥密克戎等病毒株）的毒力下降，但我们仍要提防新冠病毒突变，产生毒力更大、传染率更强的免疫逃逸病毒株，并且也要对将来可能暴发的其他冠状病毒威胁未雨绸缪。因此，本论文提出了一个新颖的选题思路，研发一种广谱的抗冠状病毒药物，不仅可用于当前新冠肺炎的治疗，也可用于防范未来潜在的其他冠状病毒威胁。

二、课题设计

将新型广谱抗冠状病毒药物研发作为该论文的选题方向，研究者以课题组长期从事的免疫和抗体研究为基础，进而从中药制剂、小分子药物和抗体药物等常规抗病毒药物中，以靶向性较强的抗体药物作为研究方向的进一步细化。从新冠肺炎康复患者或疫苗接种者体内分离获得的中和抗体，及通过体外改造获得的人源化单克隆抗体，能够阻断新冠病毒感染人体细胞，具有高特异性、高活性和有效性等特点，是一种强有力的新冠肺炎治疗药物。开展课题设计，首先需要分析前人研究的不足之处，为研究者的课题设计打开突破口。在本论文中，研究者通过分析目前市场上现有抗体药物的局限性开展课题设计。新冠病毒的 Spike 蛋白（简称 S 蛋白）分为 S1 和 S2 两个结构域。S1 结构域由 RBD 和 NTD 两个亚结构域组成，S2 结构域包括 FP、HR1 和 HR2 等多个亚结构域。S 蛋白通过 RBD 与宿主细胞的受体蛋白血管紧张素转化酶 2（ACE2）结合后改变 S2 结构域的构象，促进病毒细胞膜与宿主细胞膜相融合并导致病毒遗传物质进入宿主细胞，因此 S 蛋白是介导病毒入侵宿主细胞的关键因子。当前市场上几乎所有的中和抗体都是以其 RBD 结构域为靶点，通过阻断 RBD 与 ACE2 结合来阻止新冠病毒感染宿主细胞。但是不同冠状病毒的病毒 S 蛋白序列差异较大，即使是同一种冠状病毒的不同病毒株中也存在多位点突变。例如，奥密克戎 S 蛋白 RBD 区域出现了多达 15 个突变，导致一些抗体药物，包括罗氏/再生元公司的 REGEN-COV 以及礼来-君实公司的 Bamlanvimab 和 Etesevimab 等中和抗体药物对奥密克戎变异株的有效性减弱。因此研发广谱性抗体药物，就要避开序列差异较大的 RBD 结构域，筛选保守性较高区域的识别抗体。

寻找到了研究的突破口，在后续的课题设计中，研究者就以 S 蛋白保守性较高的 S2 结构域作为药物研发的靶点去筛选中和抗体。在实验过程中，研究者从 5 例处于康复期的新冠病毒感染患者体内分离出 25 种中和抗体，运用 ELISA 等方法发现其中有 9 种抗体结合 S2 结构域，最终从中筛选出一种可以特异性识别 S2 结构域并具有较高结合能力的中和抗体 76E1。为了验证该抗体是否具有广谱性，研究者接着运用假病毒中和实验检验这种抗体对多种冠状病毒株的中和能力，发现该抗体不仅可以中和来自 α-冠状病毒属和 β-冠状病毒属的代表性毒株，甚至对含有 γ-冠状病毒属和 δ-冠状病毒属抗体表位的多肽都具有交叉结合活性。通过小鼠模型进一步验证，该抗体可以用于 SARS-CoV-2 和 OC43 两种冠状病毒的治疗。最后通过 ELISA 和突变等实验，鉴定到该抗体主要识别并抑制 S 蛋白 S2 结构域上一段参与 S2 结构域切割和膜融合的保守多肽，从而阐明了该抗体潜在的作用机制。

该论文整体设计合理，逻辑清晰，从中我们可以看出，一个合理的课题设计要基于选题思路和前人研究局限性的分析。研究者可以依据论文拟解决的科学问题，制定整个课题各方面的具体内容和研究计划，选择合适的研究方法，并规划预期取得的研究结果。此外，课题设计还要结合研究目的和实验室的现有研究条件，包括人员条件和物资条件等。人员条件包括实验室现有的技术支持以及人员配备；物资条件则包括本项研究所需的仪器设备以及维持课题运行的经费。这些研究条件是完成研究项目的重要基础，如果没有这些条件的支撑，再好的选题方向和课题设计都是空中楼阁。

三、跨学科合作

如果实验室的研究条件不够成熟，经费预算有限，要完成课题目标，寻求合作是一个非常好的选择。随着研究领域的不断细化，任何一家实验室都不能做到掌握所有的技术手段或者配置足够的仪器设备，跨学科合作共赢是未来科研发展的大势所趋。在本案例论文中，共有 6 家实验室的 30 多位科研人员共同参与实验工作，包括了来自免疫学、病毒学、预防医学、临床医学和病原生物学等多个领域的研究专家。中国科学院分子细胞科学卓越创新中心、细胞生物学国家重点实验室、复旦大学教育部/卫健委医学分子病毒学重点实验室和复旦大学附属公共卫生临床中心等多个高水平研究平台提供了足够的技术和设备支撑，保证了研究课题的迅速完成。

合作团队并不是一成不变的，可以根据论文研究进展以及研究结果进行调整。在投稿过程中根据评审专家的意见，也可以引入更多的合作者开展研究，从而使论文的内容更加完善。例如，在本论文投稿过程中，评审专家提出该抗体与抗原表位的结合缺乏更直接的实验证据。因此文章在后期修改过程中，又引入了蛋白质 X 射线晶体衍射和冷冻电镜领域的多位专家，运用结构生物学技术开展了研究，从分子水平揭示了抗体与抗原表位多肽特异性识别的机制和抗原结合位点，并获得了评审专家的认可。

跨学科合作要综合考虑合作者的研究平台以及合作者的科研能力。一个完整的合作团队要包含两类人员：第一类是课题核心组织者，具有至少跨两个领域的研究背景以及较强的项目组织能力和独立处理问题的能力，并且对其他领域的相关研究均有一定了解；第二类是单领域的合作人员，分别从各自研究领域为整体项目提供理论支持和实验手段。对于第二类人员的要求，除了在该领域具有较高的科研水平，还必须保证合作者具有较高的学术修养。随着科研界对学术不端问题的日益重视，任何一个合作环节出了问题，都将导致整篇论文出现重大的理论缺陷。

四、研究方法的选择与设计

课题设计和研究方法是一个"小题大做"而不是"大题小做"的关系。相对于课题设计中提出较小的研究目标和较少的拟解决的科学问题，具体的研究过程中要采取尽可能完善和全面的研究方法去实现研究目标，并解决科学问题，而不是提出很庞大的设计却没有足够的研究手段去实现。研究方法要根据选题方向和研究内容去选择。研究生开展基础医学研究，可以采用的研究方法比较广泛，例如常见医学论文的研究方法，包括病例报告、调查报告、临床分析、疗效观察、病理讨论和实验研究等，也可以采用生物化学、生物物理学、分子生物学、细胞生物学和免疫学等生命科学领域的研究方法。基础医学兼具临床医学和生命科学研究的特性，但又有所区别。临床医学的研究方法更多侧重临床工作中的实际问题，包括疾病的表征、诊断和治疗等，而基础医学的研究方法则更加关注这些临床问题的内在机制研究。

基础医学选择的研究方法一般都要包含科研三要素（对象、因素和效应）。以本论文中采用的抗体抗病毒疗效实验为例，该实验选择新生小鼠作为研究对象，以致死剂量冠状病毒株 HCoV－OC43 感染作为固定因素，76E1 抗体治疗作为可变因素，小鼠体重、存活率和脑病毒滴度作为检测效应，完整包括了科研三要素。实验效应要选择与实验目的有本质联系的、能确切反映实验具体效果的指标，尽量选择客观性强、可量化和重复性高，并被该领域普遍认可的指标。这些指标通常来源于已发布的相关标准或技术指南、公开发表的高水平期刊或专家共识等。实验的具体操作要严格遵循科研三原则（重复、随机化和对照）。例如，该抗病毒疗效实验中，同样方式处理的小鼠数量为 6 只，保证了足够的样本量和重复性；新生小鼠随机被用于不同处理方式的实验组和对照组；实验组选择高浓度和低浓度的76E1抗体注射，对照组则注射PBS溶液或不具有治疗活性的甲型流感病毒IAV治疗抗体。通过比较实验组和对照组的研究结果，表明该抗体可以有效缓解病毒感染造成的体重减轻和提高存活率，因此该抗体对于治疗冠状病毒感染具有较好的疗效。

五、结语

本文介绍的这篇研究论文关于新型抗体的研发，不仅可以指导泛冠状病毒疫苗和抗病毒药物的设计，还可以用于当前和未来新出现的SARS‐CoV‐2变种和其他冠状病毒属引发疾病的治疗。文章选题思路立足国际前沿领域，研究成果具有显著的原创性，体现出重要的生物学和医学应用价值，也是该论文能发表在高水平期刊的首要前提。研究生要及时了解科研的最新热点，掌握最新研究进展。但并不是建议研究生去盲目地追求热点，而是尽可能地将实验室现有研究基础与热点相结合，从传统研究领域获得创新性突破，改进或者推翻前人不完善的理论，这样不仅可以加快文章的接收速度，也能促进文章更上一层楼。

 作者介绍

张天龙，男，上海大学医学院研究员，博士生导师。曾任中国科学院分子细胞科学卓越创新中心研究员。主要运用生物化学、分子生物学、结构生物学和细胞生物学等方法，以肿瘤和衰老等重大疾病相关的信号通路为研究目标，开展信号传导机制、药物新靶点研究，探讨它们的功能失调与相关疾病的发生发展的关系及其分子机制。近年作为第一作者或通讯作者（含共同）在 *Science Advances*（2022和2019）、*Molecular Cell*（2021）、*Nature Communications*（2021和2017）和 *Cell Research*（2015）等发表SCI论文15篇。作为课题负责人承接国家自然科学基金项目4项、科技部国家重点研发计划子课题1项和中科院项目2项。Email：tlzhang@shu.edu.cn。

【期刊推荐】

Lancet，*Nature Review Immunology*，*Nature Immunology*，*Nature Microbiology*，*Annual Review of Immunology*，*Trends in Immunology Immunity*，*Science Immunology*

案例14：
推陈出新，锲而不舍
——浅谈高水平综述写作与投稿历程

李　翔　胡宏岗

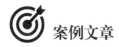 案例文章

Stapled Helical Peptides Bearing Different Anchoring Residues

Xiang Li,[#] Si Chen,[#] Wei-Dong Zhang,* and Hong-Gang Hu*

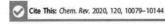 Cite This: *Chem. Rev.* 2020, 120, 10079−10144

 Read Online

ACCESS | 　　|ıl| Metrics & More　　|　　 Article Recommendations |

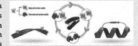

ABSTRACT: A large proportion of protein−protein interactions (PPIs) occur between a short peptide and a globular protein domain; the peptides involved in surface interactions play important roles, and there is great promise for using peptide motifs to interfere with protein interactions. Peptide inhibitors show more promise in blocking large surface protein interactions compared to small molecule inhibitors. However, peptides have drawbacks including poor stability against circulating proteolytic enzymes and an intrinsic inability to penetrate cell membranes. Stapled helical peptides, by adopting a preformed, stable α-helical conformation, exhibit improved proteolytic stability and membrane permeability compared to linear bioactive peptides. In this review, we summarize the broad aspects of peptide stapling for chemistry, biophysics, and biological applications and specifically highlight the methodology by providing an inventory of different anchoring residues categorized into two natural amino acids, two nonnatural amino acids, or a combination of natural and nonnatural amino acids. Additional advantages of specific peptide stapling techniques, including but not limited to reversibility, bio-orthogonal reactivity, and photoisomerization, are also discussed individually. This review is expected to provide a broad reference for the rational design of druggable stapled peptides targeting therapeutic proteins, particularly those involved in PPIs, by considering the impact of anchoring residues, functional cross-linkers, physical staple length, staple components, and the staple motif on the biophysical properties of the peptides.

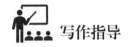 写作指导

摘要：本文以课题组在化学类顶级综述期刊 *Chemical Reviews* 发表的有关订书肽的封面文章为案例，从综述思路与立意、综述写作、综述投稿及综述接收后四部分展开论述，与读者交流分享文章的整个写作与投稿过程。总的来说高水平综述的写作要点包括：思路与立意要新颖，文献调研要全面，写作过程要耐心，投稿过程要有恒心。期望本文能为相关研究人员在顶级综述投稿和发表方面提供经验与帮助。

一、案例论文介绍

2020 年我们团队在化学类顶级综述期刊 *Chemical Reviews*（2020 年影响因子 60.622 分）发表长篇综述论文 *Stapled helical peptides bearing different anchoring residues*[1]，系统归纳了各种不同氨基酸起始的订书肽策略及其相关应用。距离这篇 66 页的综述文章发表已经有一段时间了，至今想来依旧感慨良多。恰逢受到《医学研究论文写作：案例与方法》一书邀请，希望我们面对医学相关研究方向的硕士生、博士生及教师讨论该论文的写作过程，因此在这里与各位读者分享一下整篇综述的写作与投稿过程，如有不当之处，敬请指正。

二、论文撰写及投稿过程分析

课题组自 2010 年起开始进行多肽药物方向上的探索与研究。多肽药物市场属于朝阳产业，如今在药物市场上的前景日益显现，但蛋白水解酶稳定性低和穿透细胞膜能力差等缺陷大大降低了多肽类药物临床应用及研发的成功率。设计与开发多肽模拟物是解决多肽成药性的有效手段之一。这其中代表性的一类多肽模拟物为订书肽（stapled peptide）。订书肽是利用化学修饰

技术将线性多肽的二级结构进行锁定从而形成带有特定结构的多肽。相比线性肽，订书肽更加稳定，细胞膜通透性和生物活性更好。订书肽相关研究由哈佛大学 Verdine 教授于 2010 年首次发表[2]，自 2014 年开始，课题组开展了一系列有关订书肽方法学的探索与应用研究，并取得了一定的研究成果，于 2017 年和 2019 年相继在化学类 1 区杂志 *Chemical Science* 上发表了有关订书肽的研究成果[3,4]。

在此基础上，课题组导师清华大学化学系刘磊教授建议我们，课题组作为国内外的订书肽知名研究团队，可以尝试撰写一篇有关订书肽的高水平综述。课题组开始酝酿整理关于订书肽的综述，并写过一篇小型的关于订书肽方法的综述，相关成果于 2018 年发表在《中国化学快报》杂志上[5]。2019年课题组第二篇有关订书肽的文章在 *Chemical Science* 发表后，刘磊老师鼓励我们，有了两篇 1 区文章的基础，我们可以尝试发表高水平综述，自此课题组便开始了漫长的写作与投稿之旅。

首先我要与大家分享的是，即便是综述，想要发到高水平的期刊上去，也要有新的思路与立意。本综述成稿之前，课题组调研了近 10 年关于订书肽或者构象锁定多肽的相关综述论文。前人综述有从靶点归纳总结，有从订书化的反应归纳总结，这两个归纳总结的角度的创新性较低，因此相关的综述文章水平不高。剑桥大学的 Spring 教授独树一帜，从订书的元素出发，分别归纳总结一元、二元及多元的订书肽方法，立意比较新颖独特，因此他们在 2015 年于顶级综述期刊 *Chemical Society Reviews*（2020 年影响因子 54.564 分）上发表了订书肽的相关综述[6]。以上结果说明高质量综述立题要新颖，综述总结的角度很重要。因此课题组经多次讨论研究分析，最后发现虽然多肽的合成是从氨基酸开始的，但是至今尚未有人整理总结过基于起始氨基酸的订书肽方法学，简单地说，任何一个订书肽的合成都需要从氨基酸原料出发，并在氨基酸的基础上进行订书化修饰。因此我们首先提出了起始氨基酸（anchoring residues）的概念，时至今日，我依然觉得这是这篇综述能够发表在 *Chemical Reviews* 的关键所在。基于起始氨基酸这个概念，本综述可以很顺利地把众多订书肽策略归纳为从天然氨基酸起始的、从非天然氨基酸起始的以及二者交叉的订书肽策略。

第二点是综述的具体写作过程。从订书肽相关文献的调研开始，得益于订书肽概念形成时间不久，相关的文献在可控范围内，即使如此，我们前后依旧罗列下载了近 500 篇 SCI 论文。此过程费时耗力，用心很重要，切忌畏惧、偷懒、侥幸心理。即便部分参考文献最后没有引用，所有相关的文献也都必须要完整地下载并研读。综述绝对不是参考文献摘要的拷贝与随意拼凑，这样的写作绝对是低级的。对于很多研究生而言，文献的阅读过于肤浅是一个大问题，写作前进行充分且深入的文献研读是高水平综述撰写的基础。因此在深入细致通读完所有订书肽相关论文后，我们开始了本篇论文的撰写。首先是论文的提纲，即论文总体框架。深入思考分析基于起始氨基酸的分类方法后，提纲基本确定。从天然氨基酸起始可以依次列举 20 种天然氨基酸的订书肽策略及相关应用，从非天然氨基酸起始相对复杂，但内容不多，最后就是二者交叉的订书肽策略。其次，完成提纲的撰写之后，需要往提纲里填充内容，此过程相对简单，但是非常耗时、烦琐。总之，综述的写作是一个长期艰辛的系统性工作，此篇综述写作历时大概一年半，大大小小修改近 20 次，其中包括请国外领域同行、业内知名专家修改多次等。终于在 2019 年末，团队完成了综述第一稿的撰写。第一稿有非常多的错误及漏洞实属正常，随后课题组针对此稿进行了漫长的修改。2020 年春节，由于新冠疫情的原因，实验室的许多科研工作受到影响，高校推迟开学与返校。对我来说，春节期间那段宝贵的居家隔离给了我心无旁骛的写作时间与空间，大约两个月的时间，我每天可以花上 6～8 个小时进行文献的调研与综述的修改。综述经过这一轮次的充分修改，文章内容得到了很大的提升。随后针对文章的语法问题，课题组邀请了出版社推荐的两家专业机构进行了语法修订。最后，课题组还邀请刘磊教授及美国杨彬教授针对论文的相关内容及立意做进一步升华，再次感谢他们的辛勤劳动。

第三点是投稿过程。投稿的过程并非一帆风顺，甚至是非常曲折的。众所周知，一般的顶级综述期刊都是出版社对业界的大牛课题组进行邀稿，像我们这种名不见经传的课题组想要发表顶级综述确实非常困难。课题组选择的第一个期刊是 RSC（Royal Society of Chemistry）出版社的 *Chemical Society Reviews*，选择该杂志的主要原因是我们发表的两篇订书肽的 1 区 *Chemical Science* 文章为 RSC 出版社旗下杂志。查看完杂志投稿须知后，我们首先需要进行一个预投稿环节，也就是把我们综述的提纲、重要性及新颖性传上去，供编辑及审稿人评阅。值得一提的是，如果以后大家对顶级综述比较感兴趣，可以先写综述提纲进行预投稿，基于编辑及审稿人的态度与意见决定是否继续撰写，或许会节约时间。我们按照要求满怀信心地投递了综述提纲，然而事与愿违，在大约一周后，我们收到了期刊友好的、程序性的拒稿，而且没有送审。马不停蹄，我们立马找寻第二家，并锁定 *Pharmacological Reviews*（2020 年影响因子 25.468 分）这本比较偏重于医学应用的综述期刊。课题组撰写的这篇综述其实是偏向于化学的，所以尽管投递之前就感觉不太合适，我们依旧把综述的提纲及全文进行了投递。不出意外的是，大约 10 天后，我们收到了期刊友好的、程序性的拒稿，依然没有送审，与一开始我们所想的基本一致，编辑说我们的综述不适合他们的期刊。两次未送审拒稿后，我们的信心受到了一定的打击，开始迷茫这篇耗费了大量心血的综述的未来。其实拒稿是一种投稿常态，其重要原因就是期刊与拟发表文章的内容缺乏相关性。拒稿后心态要平衡，不躁、不气馁。最后，我们抱着试一试的态度，将综述提纲预投稿到了 ACS 出版社的 *Chemical Reviews* 上。这本期刊当初在我们看来就是神一样的存在，影响因子一直是化学期刊中的佼佼者，又因为课题组之前的订书肽研究性论文多次被 ACS 出版社的 *Journal of the American Chemical Society*（JACS）期刊拒稿，因此我们对此次投稿未抱很大希望。然而上帝往往在给你关上门的同时会给你留下一扇窗，在经历两轮拒稿后，*Chemical Reviews* 预投稿的状态却一直未变。有投稿经验的老师和同学知道，ACS 的期刊投递直到收到意见一直是这种状态。在投稿两周后，我们没有收到例行的拒稿，心中暗自窃喜，说明预投稿应该已送审。在 40 天的漫长等待后，我们收到了期刊的审稿意见，三个审稿人都非常友好，预投稿直接接受！看到邮件的那一刻，我们异常激动，要知道，网上论坛里对于预投稿有很多的拒稿和大修，直接接受预投稿真的是凤毛麟角！在预投稿接受之后，期刊马上发送了全文投递的邀请信，并给了我们充足的时间撰写全文，其实我们的综述全文早就准备就绪。按照三个审稿人的意

见进行修改后，我们进行了综述全文的投递。审稿人对于如此长篇幅的综述进行审稿，仔细研读你的文章的可能性是不大的，并且我们预估全文依然会送到之前三个审稿人手中。果不其然，这次没有经历太久的等待，很快我们便收到了期刊的小修的决定信，之后这篇综述便顺利地接收并发表。我们还进行了相关封面的创作，并投递到了期刊，尽管没有作为外封封面，但能够在 *Chemical Reviews* 发表一篇内封封面的订书肽综述已经值得我们非常自豪。

三、案例总结

最后和大家分享一些在文章接收后的故事。文章接收后，我们分享到了朋友圈，收到了无数的点赞与好评，多家科研公众号及宣传媒体都进行了报道，主要是 *Chemical Reviews* 的影响因子着实有些高。截至本文完成之际，该篇综述的阅读量为 5 332 次，引用次数为 69 次，也算是没有给 *Chemical Reviews* 期刊太拖后腿，这里感谢各位科研工作者的阅读与引用。然而我们更多的是感到压力，综述只能代表课题组的科研总结能力，无法代表整体研究水平。在今后的研究工作中，课题组还是希望能够发表高水平的研究论文。限于篇幅的原因，与大家进行该篇综述文章的心得交流，希望对各位读者有一定的启发。以上也只代表个人观点，不同意的读者可以持保留意见。

总而言之，发表高水平综述需要做到以下 4 个方面：思路与立意要新颖，文献调研要全面，写作过程要耐心，投稿过程要有恒心。做到这些之后，还要考察杂志与文章的相关性和契合度，另外就是运气，但是运气还是基于实力之上。衷心希望本综述的撰写与发表心得能给您的科学研究提供一定的帮助和借鉴。

 作者介绍

胡宏岗，男，上海大学"伟长学者"特聘教授，上海大学转化医学研究院副院长。主要从事新型多肽药物及多肽生物材料的开发与应用研究。作为课题负责人获批国家自然科学基金、军队重大及重点基金等科研项目 10 余项，经费 4 000 余万元；在包括 *Chemical Reviews*、*Angew Chem*、*Advanced Science*、*Small*、*Cell Discovery*、*Chem Sci* 等领域权威刊物上发表 SCI 收录论文共计 80 余篇，编写专著及教材 7 部；获国家发明专利授权 18 项。

李翔，男，海军军医大学药学系副教授，研究方向为多肽药物化学，具体包括多肽构象锁定新策略的开发及应用、新型糖基化多肽合成方法的建立与应用等。主持国家自然科学基金、国防科技创新特区项目、国家重点研发计划子课题等 10 余项。入选中国科协青年人才托举工程、上海市科技启明星、上海人才发展资金等。近年来以第一或通讯作者在 *J Am Chem Soc*、*Chem Rev*、*Adv Sci*、*Chem Sci*、*APSB*、*J Med Chem* 等权威刊物上发表 SCI 论文 28 篇，平均影响因子大于 10 分。申请国际发明专利 2 项、国家发明专利 10 项，获授权 5 项。

【参考文献】

［1］Li X, Chen S, Zhang W, et al. Stapled helical peptides bearing different anchoring residues. Chem Rev, 2020, 120：10079 - 10144.

［2］Schafmeister C, Verdine, G. An all-hydrocarbon cross-linking system for enhancing the helicity and metabolic stability of peptides. J Am Chem Soc, 2000, 122：5891 - 5892.

［3］Wu Y, Li Y, Li X, et al. A novel peptide stapling strategy enables the retention of ring-closing amino acid side chains for the Wnt/beta-Catenin signalling pathway. Chem Sci, 2017, 8：7368 - 7373.

［4］Li X, Tolbert W, Hu H, et al. Dithiocarbamate-inspired side chain stapling chemistry for peptide drug design. Chem Sci, 2019, 10：1522 - 1530.

［5］Li X, Zou Y, Hu H. Different stapling-based peptide drug design：Mimicking α -helix as inhibitors of protein-protein interaction. Chinese Chem Lett, 2018, 29：1088 - 1092.

［6］Lau Y，de Andrade P，Wu Y，et al. Peptide stapling techniques based on different macrocyclisation chemistries. Chem Soc Rev，2015，44：91－102.

【推荐期刊】

Journal of the American Chemical Society，*Angewandte Chemie International Edition*，*Chemical Science*，*Journal of Medicinal Chemistry*，*Acta Pharmaceutica Sinica B*

案例 15：

脂肪细胞增大等于胰岛素抵抗吗？

——脂肪因子 Metrnl 调节胰岛素敏感性

李志勇　缪朝玉

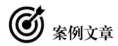 案例文章

Adipocyte Metrnl Antagonizes Insulin Resistance Through PPARγ Signaling

Zhi-Yong Li [1], Jie Song [1], Si-Li Zheng [1], Mao-Bing Fan [1], Yun-Feng Guan [1], Yi Qu [1], Jian Xu [2], Pei Wang [1], Chao-Yu Miao [3]

Affiliations + expand

PMID: 26307585　DOI: 10.2337/db15-0274

Abstract

Adipokines play important roles in metabolic homeostasis and disease. We have recently identified a novel adipokine Metrnl, also known as Subfatin, for its high expression in subcutaneous fat. Here, we demonstrate a prodifferentiation action of Metrnl in white adipocytes. Adipocyte-specific knockout of Metrnl exacerbates insulin resistance induced by high-fat diet (HFD), whereas adipocyte-specific transgenic overexpression of Metrnl prevents insulin resistance induced by HFD or leptin deletion. Body weight and adipose content are not changed by adipocyte Metrnl. Consistently, no correlation is found between serum Metrnl level and BMI in humans. Metrnl promotes white adipocyte differentiation, expandability, and lipid metabolism and inhibits adipose inflammation to form functional fat, which contributes to its activity against insulin resistance. The insulin sensitization of Metrnl is blocked by PPARγ inhibitors or knockdown. However, Metrnl does not drive white adipose browning. Acute intravenous injection of recombinant Metrnl has no hypoglycemic effect, and 1-week intravenous administration of Metrnl is unable to rescue insulin resistance exacerbated by adipocyte Metrnl deficiency. Our results suggest adipocyte Metrnl controls insulin sensitivity at least via its local autocrine/paracrine action through the PPARγ pathway. Adipocyte Metrnl is an inherent insulin sensitizer and may become a therapeutic target for insulin resistance.

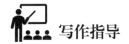 **写作指导**

摘要：本文介绍了一项代谢领域研究项目的课题背景、实验过程及文章发表经过。项目选题来源于当代全球公共卫生热点问题（肥胖）和生命科学研究最新进展（脂肪因子），结合课题组自身特色，确立方向为发现和鉴定新的脂肪因子，并研究其在代谢方面的功能。在研究方法和思路上，通过组学技术和生物信息学方法，筛选新的分泌蛋白；通过分子生物学与细胞实验，探索了新蛋白的生化特性、表达分布和潜在功能；通过同时培育组织特异性过表达与敲除动物，并制备疾病模型，确证蛋白功能；通过小分子抑制剂和 RNA 敲减病毒体内注射，进行作用机制的确证。研究中运用的方法较为可靠，实验证据扎实，结果令人信服，结论也展现了一定的临床应用潜质。但是投稿过程中遇到研究内容与结果相似，但机制解释不完全一致的另一篇文章的发表，降低了该研究的创新性，同时引起了审稿人的疑惑。通过对文章结果的再次确认，和对不同实验模型的比较分析，给审稿人提供了合理解释，最终发表于 *Diabetes* 杂志。该研究的缺点是，选择的转基因工具动物特异性不够高，增加了后期补做实验的工作量。此外，缺乏颠覆性的概念创新，限制了文章在更高水平的杂志发表。

前期通过对脂肪组织全基因组表达谱的筛查，发现一个全新脂肪因子 Metrnl（又称 Subfatin）[1]，本研究在此基础上开展 Metrnl 的功能研究。在 3T3 - L1 脂肪前体细胞上过表达和敲减 Metrnl 证明，Metrnl 可通过自分泌和旁分泌方式促进脂类聚集与脂肪细胞分化。脂肪特异性过表达 Metrnl 未影响体重、饮食、代谢率、呼吸熵，未改变血胆固醇的水平，但是扩大了脂肪细胞的体积，改善了高脂饮食条件下的高甘油三酯血症，提高了胰岛素敏感性。脂肪特异性敲除 Metrnl 亦未影响体重等指标，但减小了脂肪细胞，恶化了高脂饮食诱导的高甘油三酯血症，加重了胰岛素抵抗。甘油三酯过载实验证实脂肪表达的 Metrnl 提高了机体对甘油三酯的处置能力。酯酶活性检测证明 Metrnl 提高了脂肪而非肌肉的脂酶活性。脂肪组织分化标志基因的表达检测证明，Metrnl 促进了脂肪细胞的分化，显著上调了脂肪分化的关键因子 PPARγ。抑制 PPARγ 会阻断 Metrnl 的促脂肪细胞分化与改善胰岛素抵抗的功能。这些结果表明 Metrnl 调节胰岛素敏感性的机制可能是通过 PPARγ 促进了脂肪细胞的分化，提高了脂肪各种脂质代谢相关基因的表达，进而提高了脂肪脂质代谢能力。本研究首次阐明了 Metrnl 蛋白调节胰岛素敏感的作用及其机制；明确了脂肪重构对于机体胰岛素敏感性的作用；为阐明脂肪细胞与胰岛素敏感性之间的关系提供了新的证据。论文发表在医学 1 区老牌期刊 *Diabetes*[2]，SCI 引用超过 80 次。

一、研究背景

20 世纪 90 年代之前，人们一直将脂肪组织视为单纯的能量储存器官，认为其仅具有储能、缓冲、器官保护的作用。然而，瘦素、脂联素等脂肪分泌蛋白的发现颠覆了这种传统的观点。瘦素作用于中枢的相应受体可以调节食欲，而脂联素对糖脂代谢与心血管功能具有广泛的保护作用。脂肪组织被重新定义为人体最大的内分泌器官。

从全球公共卫生领域看，20 世纪 90 年代之后，全球肥胖人群的比例持续升高，肥胖相关的 2 型糖尿病、血脂紊乱等代谢性疾病和各种心血管疾病的发病率越来越高。这也进一步激发了人们对脂肪生物学的兴趣，特别是脂肪分泌的蛋白（称为脂肪因子）的关注。

这种背景下，本课题在前期研究已有脂肪因子 Nampt 的基础上，决定从脂肪中鉴定新的脂肪因子，明确其在代谢性疾病与心血管疾病中的作用，阐明其调节代谢的作用机制，探索疾病治疗新靶标。

二、研究方法和内容思路

本课题开始于 2007 年，正是各种组学盛行之时，当时分泌蛋白筛查的常用方法是分泌蛋白质组学，即通过对液体中蛋白质的双向电泳，找到差异蛋白，然后进行质谱鉴定。这种方法对实验室有一定要求、成本较高、精度有限，一些重要但丰度不高的蛋白不易被发现。因而，我们选择了另外一种路线，利用成熟的基因芯片技术，对不同部位脂肪组织的全基因组表达谱进行了检测。通过对表达基因信号肽分析等生物信息学的方式，筛选了 208 个较高表达的脂肪可分泌蛋白的基因。从中确立了一个尚未有任何表达和功能研究报道的全新脂肪因子 Meteorin-like（Metrnl，又称 Subfatin）。

由于是一个全新的基因，市场上很难买到合适的研究工具，所以我们花了一段时间，克隆表达载体、纯化重组蛋白、制备抗体等。同时，我们检测了 Metrnl 在人和小鼠各种组织中的表达情况，发现 Metrnl 在脂肪中，特别是皮下脂肪中表达较高。脂肪组织结构松散，除了脂肪细胞，还有大量间充质细胞。进一步消化脂肪，分离脂肪细胞与间充质细胞，进行表达检测，发现脂肪细胞与间充质细胞中都有 Metrnl 表达。脂肪组织中驻留的巨噬细胞具有重要的病理生理意义，比较发现，脂肪细胞中 Metrnl 的表达远远高于巨噬细胞。基因高表达细胞的明确对其功能具有重要的提示作用。明确该基因在脂肪细胞中呈现高表达，坚定了我们继续研究其在脂肪中的作用的决心。

研究一个基因在脂肪中的功能作用，在方法上并不容易。成熟的脂肪细胞体积大而脆弱，无增殖功能，分离后悬浮于液体上，很难做到原代培养。细胞中以脂质成分为主，蛋白和 RNA 的丰度都很低。不论做实时 PCR 还是做 Western blot 都需要特殊的处理。在细胞水平，目前常用研究方法是培养诱导 3T3 - L1 细胞系，该细胞系被认为是脂肪前体细胞，在培养中加入分化诱导液，可以促进脂类生成和聚集，诱导细胞分化为脂肪细胞，可用于研究基因对脂肪细胞分化的影响。我们在该细胞系上过表达或敲减 Metrnl，发现 Metrnl 可以促进 3T3 - L1 脂肪前体细胞的分化，但是只用一种细胞系得出结论是不严谨的，因为细胞系在体外培养的时间较长，其性状可能与真实情况相比已经发生了改变。所以，除了在细胞系的来源上设置高要求，另外的方法就是，通过原代细胞进一步明确。有两种原代细胞可选，一种是小鼠胚胎成纤维细胞，另一种是脂肪组织间充质细胞。这两种细胞培养复杂，分化潜能低，但是其作为原代细胞，更加接近体内真实情况，可以作为细胞系实验结果的进一步验证。我们在这两种原代细胞上进行了实验，验证了 Metrnl 促进脂肪细胞分化的作用。

那么，Metrnl 作为一种分泌蛋白，是通过什么样的方式促进脂肪细胞分化的，是自分泌/旁分泌途径吗？回答该问题，可以使用过表达 Metrnl 细胞的孵育液，或加入重组蛋白。通常能得到重组蛋白，则使用重组蛋白，毕竟孵育液成分复杂，不能明确说明是分泌的 Metrnl 发挥作用的。研究中，我们在未得到重组蛋白的情况下，首先使用了过表达 Metrnl 基因的细胞孵育液和对照孵育液，在有商品化重组蛋白后，又使用重组蛋白重复了该实验，发现 Metrnl 可以通过分泌途径发挥作用。

这些细胞实验为基因整体功能的推测奠定了基础，但并不能说明其整体功能。要明确基因的功能作用，以及其病理生理意义，需要在整体环境中研究。整体研究中，我们首先检测了 Metrnl 蛋白在脂肪相关疾病中的表达是否改变。通常一个基因的表达在某种疾病中变化显著则提示其与该疾病相关，正如一个基因在某种组织中高表达，常常提示其可能与该组织的某种特殊功能有关一样。我们检测了人 Metrnl 血液浓度与肥胖的关系，结果显示 Metrnl 在人体与肥胖没有明显的关系。由于获得临床样本的困难度和新蛋白研究工具的可靠性问题，我们没有在这个方面做进一步的研究。

与细胞研究类似，研究某基因在体内的作用，常用的范式就是 gain-of-function 和 loss-of-function，通过过表达和敲除一个基因了解其在体内的作用，是目前最有说服力的方法。简单快速的方法就是通过病毒载体，如腺病毒、腺相关病毒、慢病毒等，过表达或敲减某个基因，但是这种方法受制于转染效率、敲减效率等因素制约，效果可能不显著，尤其是脂肪转染本身比较困难。另外一种研究方法就是，制备转基因小鼠。通过对胚胎干细胞或受精卵基因组的修饰，调控某基因的表达，这种转基因的表达调控方法更加有效。由于过表达方式可能导致某基因非生理性的过度高表达，不能说明其为完全生理功能，所以敲除某基因的研究方法，应用更普遍，也更有说服力。

因此我们制备 Metrnl 条件敲除小鼠。彼时 CRISPR/CAS9 技术还不成熟，大部分条件敲除动物还是通过同源重组的方式构建，利用 Cre/LoxP 系统，制备条件敲除小鼠，此处细节不再描述。此外，我们也通过受精卵注射

Fabp4 promoter 引导的 Metrnl 开放性阅读框，制备了 Metrnl 脂肪特异性过表达小鼠。我们没有发现正常饮食条件下过表达或敲减 Metrnl 的动物有明显表型，包括糖耐量实验、胰岛素耐量实验等也未见明显差异。研究中，很多基因在未造模的情况下，看不到任何表型，常常需要给予一定的刺激后才有表型发现。所以，我们对动物给予高脂饮食，对于 C57 小鼠，4 个月的高脂饮食才会确保明显的胰岛素抵抗。所以，我们对脂肪特异性敲除小鼠与对照野生型小鼠，给予高脂饮食 4 个月后，检测了糖耐量、胰岛素耐量，结果显示，敲除 Metrnl 导致了糖耐量的损伤和胰岛素抵抗的恶化。我们也在多只 Metrnl 脂肪特异性过表达小鼠上检测了胰岛素敏感性相关指标，与敲除小鼠一致，在正常饮食的条件下，脂肪特异性过表达 Metrnl 未发现任何表型，高脂饮食 4 个月后，脂肪特异性过表达 Metrnl 非常显著地改善了小鼠的糖耐量和胰岛素抵抗。检测胰岛素敏感性的金指标是正糖钳夹实验，我们对过表达动物进行了该实验，结果明确 Metrnl 提高了胰岛素敏感性的作用。为了表明 Metrnl 对胰岛素抵抗的改善作用不局限于高脂饮食导致的，我们同时培育了过表达 Metrnl 与敲除 leptin 的小鼠，该小鼠无需高脂饮食，即可导致肥胖和胰岛素抵抗。在该转基因动物上，我们观察到了脂肪过表达 Metrnl 对糖耐量的明显改善作用。至此，脂肪 Metrnl 改善机体胰岛素抵抗的作用被充分证实。

下一个问题是，脂肪 Metrnl 是如何影响胰岛素敏感性的。由于 Metrnl 是一个全新的功能未知蛋白，其蛋白结构中也没有已知的结构域，我们很难以 Metrnl 蛋白为出发点推测其功能。所以，我们通过脂肪组织变化和其他影响胰岛素抵抗的因素研究其机制。这一方面有很多观点和证据来提供研究线索。首先，机体代谢率、体重等与胰岛素抵抗密切相关。我们检测了这些指标，没有发现明显的差异。其次，瘦素、脂联素等脂肪因子可以调节胰岛素敏感性，Metrnl 是否通过这些脂肪因子发挥作用？我们检测了瘦素和脂联素的血液浓度，也未发现改变。

我们发现脂肪特异性 Metrnl 敲除或过表达小鼠其血液 Metrnl 水平变化不明显，所以我们研究重点放在脂肪。首先，脂肪的炎症是胰岛素抵抗的重要原因。糖尿病被认为是慢性炎症状态。我们检测了脂肪组织中的 TNFα 等炎症因子，发现 Metrnl 确实抑制了高脂饮食诱导的脂肪炎症。其次，脂肪是甘油三酯代谢的主要器官。我们检测了血液中甘油三酯的浓度，发现 Metrnl 可以降低高脂饮食诱导的高甘油三酯血症。给予甘油三酯灌胃后，高表达 Metrnl 的动物血液甘油三酯浓度也是低的。再次，我们观察了 Metrnl 过表达和敲除小鼠脂肪组织的形态学变化，发现 Metrnl 过表达的动物脂肪组织，脂肪细胞间的基质成分减少了，浸润的细胞也少了，脂滴变大了。这说明，Metrnl 可影响脂肪组织结构。这与已有的主流观点不一致，大部分研究者认为，脂肪直径变大是与胰岛素抵抗呈正相关的。但我们的结果显示，脂肪细胞的体积变大，并不必然导致胰岛素抵抗，这是一个很有意思的发现。最后，我们检测了 Metrnl 转基因动物中，肌肉、肝脏、脂肪三个主要糖代谢组织的胰岛素信号通路激活情况。通过检测胰岛素信号通路关键蛋白 AKT 的磷酸化程度，我们发现脂肪组织的胰岛素信号通路增强。这些结果说明脂肪是模型中调控胰岛素抵抗与糖代谢的主要靶器官。

那么，Metrnl 是通过什么分子机制，促进脂肪胰岛素敏感性增强的？PPARγ 作为转录因子同时调控脂肪细胞分化、脂肪组织炎症以及甘油三酯代谢，由此推测，Metrnl 可能通过 PPARγ 发挥作用。我们检测了脂肪组织中 PPARγ 的表达，发现 Metrnl 上调了 PPARγ。虽然，PPARγ 的增加可以解释 Metrnl 的功能作用，但是并不能肯定 PPARγ 介导了 Metrnl 的功能。要证明这一点，需要明确阻断 PPARγ 能否取消 Metrnl 的功能。我们在 Metrnl 过表达的动物上，给予 PPARγ 的两种小分子抑制剂，然后检测糖耐量，发现抑制 PPARγ 取消了 Metrnl 过表达对胰岛素敏感性的改善作用。尽管我们认为两种不同的抑制剂应该可以说明问题了，但投稿中，评委依旧担忧小分子抑制剂的非特异性问题，希望进一步明确。我们又补做实验，给予 PPARγ 小 RNA 干扰慢病毒注射，发现敲减 PPARγ 同样可以取消 Metrnl 的改善胰岛素敏感性的作用。

三、研究的临床意义

Metrnl 作为一种分泌蛋白，能否通过给予重组蛋白达到降血糖的作用呢？我们给予小鼠尾静脉注射 Metrnl 重组蛋白，单次注射未发现明显的降血糖作用，说明 Metrnl 改善胰岛素抵抗是一种慢性的间接作用，而非直接作用于胰岛素信号通路或葡萄糖转运通路。胰岛素抵抗发生率高是心脑血管疾病的重要危险因素，目前临床应用的胰岛素及胰岛素增敏剂有增加体重等不良反应，而 Metrnl 在发挥胰岛素增敏作用时不影响体重，有望成为独特的靶标或药物。

四、关于评委意见

在审稿过程中，评委提出另一篇发在 *Cell* 杂志上的文章[3]，显示 Metrnl 可通过促进嗜酸性粒细胞分泌 IL4，促进 M1 型巨噬细胞转化为 M2 型巨噬细胞，进而分泌儿茶酚胺类递质，促进白色脂肪的棕色化，导致机体代谢率加快、胰岛素敏感性增强，这和我们的结果有一定的差异。评委要求说明为何有此差异，我们培育的转基因动物是否也有白色脂肪的棕色化转变。为了回答评委提问，我们又在这一方面做了大量的研究。我们检测了脂肪组织中 M2 细胞的含量及标记蛋白的表达，检测了寒冷刺激或非刺激条件下，UCP1 等棕色脂肪标记蛋白的变化，没有发现免疫细胞以及棕色脂肪标记蛋白的明显变化。我们对没有重复到他人研究结果，给出了解释：他人研究是注射重组蛋白或病毒的急性干预模式，而我们采用的转基因动物模型是长期缓慢的作用方式，会经历发育阶段。这种干预方式的不同可能是两者结果差异的主要原因。

组织特异性敲除与过表达动物模型的问题。我们培育动物的时候，大家广泛使用的脂肪特敲工具鼠是 Fabp4 - Cre，虽然已有报道认为 Adiponectin-Cre 的特异性要更好，但当时难以获得这个动物模型。我们决定仍旧使用 Fabp4 - Cre。Fabp4 在神经细胞发育阶段也有表达，在巨噬细胞中也有表达，审稿人要求检测证明在转基因动物的神经细胞与巨噬细胞中 Metrnl 的表达情况及功能影响。我们检测了 Metrnl 在上述细胞中的表达，未发现明显改变，又在细胞上测试了 Metrnl 对神经生长与巨噬细胞活化的作用，也未见明显作用。特异性问题是转基因动物模型研究中，评委常常会问到的问题，要在研究早期考虑进去。

我们这篇文章[2]最早考虑试投过综合性的顶级期刊，但没有获得审稿的机会，后来回到了代谢领域的杂志。我们首先想到的是 *Cell Metabolism*，该杂志的影响力比较高，投稿后杂志也给予了送审，但是，我们按照评审意见修回后，杂志没有接收发表。随后文章改投到了 *Diabetes* 上，在该杂志发表。

 作者介绍

李志勇，男，博士，海军军医大学国家重点学科药理学教研室副主任、副教授、硕士生导师。"中国药理学会施维雅青年药理学家奖"获得者。主要研究：代谢性疾病药理学与心脑血管药理学。在 *Diabetes*、*Br J Pharmacol* 等期刊上发表学术论文 10 余篇，参与编著 5 部，主持省部级以上项目 4 项。Email：lizhiyong0811@aliyun.com。

缪朝玉，女，博士，海军军医大学国家重点学科药理学教研室主任、教授、博士生导师，法国里昂第一大学访问学者。国家杰出青年科学基金获得者，全国优秀博士学位论文获得者，国家药效学平台负责人，国家药理学精品课程负责人，全国优秀科技工作者，全国巾帼建功标兵，军队拔尖人才，上海领军人才，上海市优秀学科带头人。享受国务院政府特殊津贴。荣获国庆 70 周年纪念章。兼任中国药理学会副理事长、心血管药理专业委员会第十一届主任委员，上海市药理学会理事长、药效学专业委员会主任委员。主要从事心脑血管和代谢领域的药理学研究。在 *Trends in Pharmacological Sciences*、*European Heart Journal*、*Annals of Neurology*、*Autophagy*、*Diabetes* 等学术期刊上发表论文 200 余篇，主编《心脑血管药理学》等专著教材 12 部、参编 36 部，担任 4 种 SCI 国际期刊编委。主持国家科技重大专项、国家 973 计划课题、国家自然科学基金杰青项目、3 项重点项目等 30 余项。获国家自然科学二等奖 1 项，国家一类新药证书 1 项，上海市和军队科技一、二等奖 5 项，国内外专利授权 22 项。Email：cymiao@smmu.edu.cn。

【参考文献】

［1］Li ZY，Zheng SL，Wang P，et al. Subfatin is a novel adipokine and unlike Meteorin in adipose and brain expression. CNS Neurosci Ther，2014，20(4)：344 - 354. doi：10.1111/cns.12219.

［2］Li ZY，Song J，Zheng SL，et al. Adipocyte Metrnl Antagonizes Insulin Resistance Through PPARγ Signaling. Diabetes，2015，64 (12)：4011 - 4022. doi：10.2337/db15 - 0274.

［3］Rao RR，Long JZ，White JP，et al. Meteorin-like is a hormone that regulates immune-adipose interactions to increase beige fat thermogenesis. Cell，2014，157(6)：1279 - 1291. doi：10.1016/j.cell.2014.03.065.

【期刊推荐】

Cell Metabolism，*Diabetes*，*Nature Metabolism*，*Diabetologia*，*Diabetes Care*

案例 16：
基于蛋白质组学研究论文的写作模式探析

丁世萍

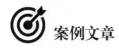 案例文章

Phosphoproteome Profiling Revealed the Importance of mTOR Inhibition on CDK1 Activation to Further Regulate Cell Cycle Progression

Luqi Jin,# Yu Chen,# Chunlan Yan,# Xiaoyuan Guo, Tingting Jiang, Ayiding Guli, Xinghui Song, Qun Wan, Qiang Shu,* and Shiping Ding*

Cite This: J. Proteome Res. 2021, 20, 2329–2339   Read Online

ACCESS | 　|ₗₗₗ Metrics & More | 　Article Recommendations | ⁵ᴵ Supporting Information

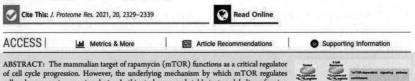

ABSTRACT: The mammalian target of rapamycin (mTOR) functions as a critical regulator of cell cycle progression. However, the underlying mechanism by which mTOR regulates cell cycle progression remains elusive. In this study, we used stable isotope labeling of amino acids in cell culture with a two-step strategy for phosphopeptide enrichment and high-throughput quantitative mass spectrometry to perform a global phosphoproteome analysis of mTOR inhibition by rapamycin. By monitoring the phosphoproteome alterations upon rapamycin treatment, downregulation of mTOR signaling pathway was detected and enriched. Further functional analysis of phosphoproteome revealed the involvement of cell cycle events. Specifically, the elevated profile of cell cycle-related substrates was observed, and the activation of CDK1, MAPK1, and MAPK3 kinases was determined. Second, pathway interrogation using kinase inhibitor treatment confirmed that CDK1 activation operated downstream from mTOR inhibition to further regulate cell cycle progression. Third, we found that the activation of CDK1 following 4–12 h of mTOR inhibition was accompanied by the activation of the Greatwall–endosulfine complex. In conclusion, we presented a high-confidence phosphoproteome map inside the cells upon mTOR inhibition by rapamycin. Our data implied that mTOR inhibition could contribute to CDK1 activation for further regulating cell cycle progression, which was mediated by the Greatwall–endosulfine complex.

KEYWORDS: *phosphoproteome, rapamycin, cell cycle, CDK1, mTOR*

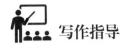 **写作指导**

摘要：论文撰写是科研工作者的一项基本技能，是科研工作的重要过程。采用蛋白质修饰组学的方法研究细胞内生物学过程或疾病发生发展机制是近年来研究的热门领域。如何高质量地撰写以蛋白质修饰组学为基本要素的科研论文，成为该领域科研工作者最为关心的话题。本文采用案例分析的方法，将发表在 *Journal of Proteome Research* 杂志上的 *Phosphoproteome profiling revealed the importance of mTOR inhibition on CDK1 activation to further regulate cell cycle progression* 一文作为示例，分别从论文文稿的撰写、组学研究的注意事项以及投稿期刊的选择三个方面介绍了相关基础研究课题的写作模式和写作要点。

蛋白质修饰，如蛋白磷酸化、乙酰化、泛素化、棕榈酰化、豆蔻酰化等是细胞内重要的蛋白质翻译后修饰过程。它们不仅发生在细胞核内组蛋白、转录因子，同时在细胞质胞浆、线粒体中也广泛存在。蛋白质修饰在细胞内生物学过程以及疾病的发生发展过程中扮演着十分重要的角色。从蛋白质修饰组学的角度探讨生物学过程或疾病的发生发展机制是目前研究的热门领域。伴随着蛋白质技术的飞速发展，蛋白质修饰组学的相关文章也呈现逐年上升趋势。不同于传统的蛋白功能学研究，蛋白质修饰组学研究拥有高通量的研究数据，而且需要借助相应的分析方法以获得有价值的分子或靶标。为此，如何撰写蛋白质修饰组学相关的文章，越来越受到研究者们的关注。我们以 2021 年 5 月 7 日发表于 *Journal of Proteome Research* 的基础医学研究论文 *Phosphoproteome profiling revealed the importance of mTOR inhibition on CDK1 activation to further regulate cell cycle progression* 作为示例，其相关研究结果如下：细胞自噬可以调节细胞周期进程。蛋白质磷酸化修饰在自噬影响细胞周期进程方面起着十分关键的作用。目前，对细胞自噬影响细胞周期的研究主要集中于细胞周期蛋白核心分子 CDKs 或 cyclins-CDKs 等，而对两者之间的内在关系的研究缺乏相关报道。本研究通过高通量蛋白质磷酸化组学检测获得了涵盖细胞自噬过程的蛋白质磷酸化组学数据。在此基础上，借助相关的生物信息学手段揭示了在哺乳动物细胞发生自噬的过程中，mTOR 的抑制介导了 Greatwall-endosulfine 复合体和 CDK1 的活性，进而参与了细胞周期的进程。研究结果提示 mTOR 分子是调控细胞自噬和细胞周期进程的桥梁分子。在本文中，我们从论文文稿的撰写、组学研究的注意事项以及投稿期刊的选择三个方面介绍研究论文的写作模式和写作要点，希望能为青年研究工作者、博士或硕士研究生提供一些科研写作的建议和帮助。

一、论文文稿的撰写

医学研究论文文稿的撰写实际上就是以文字的形式对所做的研究工作进行表述，也是对研究工作的集中梳理。在开始撰写论文内容之前，先要将整体逻辑梳理清楚，列出论文框架提纲。一般情况下，医学研究论文包括题目（title）、摘要（abstract）、引言（introduction）、材料与方法（materials and methods）、结果（results）和讨论（discussion）六大部分。

1. 论文题目的确定

论文的题目虽然放置在文章的首位，但论文题目的最终确定是基于国内外研究进展分析和自身所做的研究结果来最终敲定论文的题目。一个比较醒目的题目是文章的一个重要组成部分。它不仅是研究结果的凝练，也是对研究目的的回复，在此基础上，若能凸显研究的亮点，则无疑是"锦上添花"。例如，本文的题目为"Phosphoproteome profiling revealed the importance of mTOR inhibition on CDK1 activation to further regulate cell cycle progression"，论文题目一方面指出了研究过程中关键的分子 mTOR 和 CDK1，另一方面又指明了研究方式，即通过蛋白质磷酸化组学研究细胞自噬和细胞周期的关系。论文题目既反映了研究内容，又凸显了论文的亮点。

2. 摘要的撰写

摘要是一篇文章的重中之重，是对研究结果的整体浓缩。摘要通常包含四项内容：研究目的、研究方法、主要结果和简要结论。写好摘要务必做到以下几点：简明扼要、主旨鲜明并突出创新点。作者在对论文摘要进行撰写时，应参考拟投期刊的要求进行摘要部分的撰写。例，*Journal of Proteome Research* 期刊的摘要包括如下部分：Objectives（研究目的）、Materials and Methods（研究方法）、Results（主要结果）和 Conclusions（结论和意义，强调新意和创新点）。要求作者对各个部分进行凝练，特别是主要结果和结论，使得读者能一目了然地明白整篇论文的主题思想。以 Results 为例，"Functional analysis of phosphoproteome revealed … . Second，pathway interrogation … . Third，we found that … ."简明扼要地概括了文章三个重要的研究结果，且这三个结果属于层层递进的关系。

3. 引言的撰写

引言是正文的开始部分，主要是介绍研究课题（概念、性质等）、相关研究的国内外现状（已有的主要研究结果）、目前存在的科学问题等三个方面。例，"Cell cycle is a highly regulated process.... This process is governed... ."。首先对研究内容的关键词汇进行定义上的梳理。之后对目前的研究现状进行说明，这个是在阅读大量相关文献的基础上归纳出来的。例如，"Serine/ threonine kinase Greatwall（Gwl）was first discovered in … . The question thus arose whether this pathway operates in higher eukaryotes."介绍 Gwl 关键蛋白在细胞周期和细胞自噬方面的作用，从而引出目前尚待解决的科学问题。

鉴于蛋白质组学检测技术是相关文章的一个要素，因此需要围绕研究方向做一蛋白质组学的现状分析，也是为之后的研究方法的创新等做个铺垫。例，"Phosphoproteomics strategies have been applied to characterize the system-wide regulation of phosphorylation due to its versatility and robustness. … For this，we adopted phosphoproteomics strategies to further study the underlying mechanism … ."这一段在引言中也是必不可少的。

4. 材料与方法的撰写

科研工作者或者同行们更为关注研究所选取的材料和方法。写好这部分的关键在于把握好"度"，即提供恰到好处的细节，避免过于简单或烦琐，衡量标准是看你所提供的细节是否足以让感兴趣的专业读者能够重复你的实验或方法。因此，这部分的描写务必做到信息真实、准确且有条理。对于蛋白质修饰组学的研究来说，相关方法会有很多，除一些常规注意事项以外，还需要对方法进行归类。本文是归为两大部分，第一部分是蛋白质修饰组学检测的相关方法和数据分析，第二部分是后期的实验相关的研究方法。在蛋白质磷酸化组学检测方法中，细胞的来源、细胞的处理、细胞的培养条件、位点的检测方法、定性和定量的数据分析以及生物信息学分析方法等都需要纳入第一部分的组学相关研究方法中。第二部分是实验验证的相关方法，常规的研究方法可以参考已发表的文章。例 "Western blotting was performed as described previously. Immunoprecipitation was performed based on the Pierce classic magnetic IP/Co-IP kit instructions（Thermo Scientific，88804）....."但要注明试剂货号、来源等相关信息。

5. 结果的撰写

研究结果这部分是全文的重点。一般情况下，结果要分成几个部分来撰写，注意一个部分就是一个论点，相应的内容都是围绕这一论点进行陈述，切记不要离题。文字和图片要相得益彰，确保读者通过文字的描述和图片的展示可以获得较为准确的信息。例如，在结果 "Relationship between kinase and its substrates highlights some kinase activation" 这部分里， "Using Motif-x and IceLogo algorithm ... were identified（Fig. 4A，left）... . The results showed the ...（Fig. 4A right，Table S5）. Fig. 4B shows that ... . Given that，it was inferred that ... ." 这个段落基本就是一句话一个图，且文字的描述是层层深入、逻辑性强，重点围绕酶与底物的关系阐述，最后得出该段落的论点。

对图和表的整理，需要简明、清晰、准确，还应该完整，即每一张图表均应有详尽说明，达到读者即使不看论文的文字部分也能够理解图表所要传达的信息。所谓"一图胜万言"，正是说明图片的重要性。对于蛋白质修饰组学来讲，相关数据分析的图片可以从多个渠道获得。可以借助相关的生物信息学网站分析数据获得，也可以使用 R、python、C++等编程语言进行分析，还可以从已发表文章中获取相关代码针对所得数据进行分析获得。

6. 讨论的撰写

讨论的撰写分三个部分。首先是要提炼论点。例，"was performed

based on the" 这段就是强调了全文结论性的观点。接着围绕这一论点进行讨论。因为加入了作者的观点和解释，这一部分在文章里需要注意语气，切忌泛泛而谈。同时也要注意避免无关紧要或并不相关的内容，不能偏题。此外，可以对研究结果的创新性进行一些描述。例，"This did highlight the advantages of the phosphoproteomic method for providing some valuable information about crucial regulatory events." 最后能指出文章的不足之处以及今后的研究方向就显得更为妥当。例，"It is noteworthy that a label-swapping replication should be introduced to achieve a robust measurement of the protein relative abundances. This is the limitation of our research proposal." 文章的末尾需要有个结论。结论应该是水到渠成，做到分点陈述、简洁概括。

二、组学研究的注意事项

蛋白质组学方面的研究，不同于传统的蛋白功能学研究，因此在论文撰写方面还应注意以下几点：

1. 检测技术的灵敏度和重复性

对于蛋白质修饰组学来讲，蛋白质检测技术的灵敏度和重复性是获得高通量的蛋白质修饰位点的前提。在本文中，我们选取同位素标记结合质谱的方法，即：细胞培养及处理、SILAC 标记、IMAC‑Ti4+ 富集磷酸化肽段并行 nano-HPLC-MS/MS 等。这一部分描述如，"As for stable isotope labeling of amino acids（SILAC）culture, HeLa cells were labeled ... using a SILAC kit（Invitrogen）... . All the phosphopeptides were enriched with Ti4＋‑IMAC methods, followed by nano-HPLC-MS/MS on Q Exactive mass spectrometer." 写明了本文的蛋白质磷酸化位点的检测方法。与之对应的相关数据的灵敏度和重复性分析也在结果第一部分进行了陈述。这一部分是组学相关研究的数据"基石"，需要倍加关注。

2. 研究方法的多样性

组学数据往往需要借助多种方法进行分析，一方面是为了获得具有价值的关键分子或靶标，另一方面多个角度的分析也可以提高结论的可信度。在组学论文中，如果每个方法都详细注明，就会使得方法显得多且杂乱。对于常规的方法，建议用简短的句子来概括，注意重要的信息一定包含在内。例如，"KEGG database was used to … . WoLF PSORT was used for … . The CORUM database was used … ."其中 KEGG、WoLF PSORT 和 CORUM 均是用一两个句子来写明。另如 "Predictions for kinase groups … from the NetworKIN algorithm（v. 3.0）. Software iTOL（v. 4.4.2）was … ."把 NetworKIN、iTOL 等方法的定义和版本号等重要信息囊括进去。近年来，越来越多的文章偏向采用表格的形式进行呈现。

3. 新方法的构建

组学获得的海量数据往往具有自身的独特性，常常需要研究者能另辟蹊径，建立新的分析方法。对于这些方法的撰写需要有具体说明，一方面使得读者能获取重要信息，另一方面也使文章的亮点得以凸显。例，"A model of the relationship … was constructed by … . The R-package BoolNet was used for simulating the Boolean network and visualizing the results."这个段落就描述了 Boolean 方法的具体操作步骤。这是组学近几年相关文章的一个特色。

4. 数据的上传

一般情况下，影响力比较高的杂志都需要将所获得数据上传到相关网站，这些重要信息必须纳入方法中去。例，"All the raw and processed MS data have been deposited to the Proteome X change Consortium via the PRIDE partner repository with the dataset identifier … . All mass spectrometry data were accessible to the public."这段就描写了数据上传的地点，以便读者共享数据。

三、选择合适的投稿期刊及发表

在正式投稿之前要先选择合适的期刊考虑投稿，在选择期刊时，可以从稿件主题适合的期刊和期刊的影响力两个角度进行考虑。选择期刊切记不要过度追求影响因子，而是重在期刊的实际影响力。对于蛋白质修饰组学来讲，*Cell Reports*、*Molecular Cellular Proteomics*、*Journal of Proteome*

Research 这些杂志一直是具有重要影响力的蛋白质组学期刊。例，"Journal of Proteome Research publishes content encompassing all aspects of global protein analysis and function，including the dynamic aspects of genomics，spatio-temporal proteomics，metabonomics and metabolomics，clinical proteomics，as well as advances in methodology including bioinformatics. The theme and emphasis is on a multidisciplinary approach to the life sciences through the synergy between the different types of 'omics'."*Journal of Proteome Research* 杂志的论文刊登涵盖了全细胞范围内蛋白质分析和功能的各个方面，包括基因组学的动态方面、时空蛋白质组学、代谢组学、临床蛋白质组学，以及包括生物信息学在内的方法学进展。主题和重点是通过不同类型的"组学"之间的协同作用来研究生命科学的问题。在本论文中，研究内容是针对自噬与细胞周期两个偶联的生物学过程，通过蛋白质修饰组学寻找关键的分子靶标。突破了传统受限于蛋白研究的数量而导致对两者的相互关系的研究缺乏整体的理解和认识。蛋白质组学研究可以为阐明自噬对细胞周期的影响提供大量的组学数据，从而为后续两个生物学过程的相互作用的研究提供理论依据。

四、结束语

总而言之，科研论文其形式是写作，但又区别于文学创作。首先要客观反映自己的研究内容和研究结果，避免夸大，在此基础上又要提出新的研究见解。只有正确掌握写作要素、写作要求，同时遵照国际有关标准，才能更准确地撰写出好的科技论文。所有这些都需要科研工作者能立足本职工作、深耕相关领域，并在写作实践中不断提升自我，才能发表高质量的研究论文。

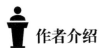 作者介绍

丁世萍，女，博士，浙江大学医学院基础医学系副教授，硕士研究生导师。浙江省杰出青年基金获得者，浙江钱江人才基金获得者，浙江大学优秀先

进工作者。主要研究领域：自噬相关的蛋白质修饰组学的研究。代表性论文发表在 *Journal of Proteome Research*、*Autophagy*、*Aging-US*、*ACS Applied Materials & Interfaces* 等期刊上。主持国家自然科学基金项目、国家科技重大专项和浙江省自然科学基金项目等。Email：dingshiping@zju.edu.cn。

【参考文献】

Jin L，Chen Y，Yan C，et al. Phosphoproteome Profiling Revealed the Importance of mTOR Inhibition on CDK1 Activation to Further Regulate Cell Cycle Progression. Journal of Proteome Research，2021，20(5)：2329 – 2339. doi：10.1021/acs.jproteome.0c00848.

【期刊推荐】

Cell，*Cancer Cell*，*Molecular Cell*，*Cell Reports*，*Molecular Cellular Proteomics*，*Journal of Proteome Research*

案例 17：
以多组学研究为例浅谈医学论文的写作技巧

陆一鸣

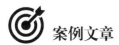 案例文章

Two Reference-Quality Sea Snake Genomes Reveal Their Divergent Evolution of Adaptive Traits and Venom Systems

An Li,[†,1,2] Junjie Wang,[†,1] Kuo Sun,[†,2] Shuocun Wang,[†,3] Xin Zhao,[1] Tingfang Wang,[3] Liyan Xiong,[3] Weiheng Xu,[2] Lei Qiu,[2] Yan Shang,[*,4] Runhui Liu,[*,2] Sheng Wang,[*,1] and Yiming Lu[*,1,2,3]

[1]Department of Critical Care Medicine, Shanghai Tenth People's Hospital, School of Medicine, Tongji University, Shanghai, China
[2]School of Pharmacy, Second Military Medical University, Shanghai, China
[3]School of Medicine, Shanghai University, Shanghai, China
[4]Department of Respiratory and Critical Care Medicine, Changhai Hospital, Second Military Medical University, Shanghai, China
[†]These authors contributed equally to this work.
*Corresponding authors: E-mails: shangyan751200@163.com; lyliurh@126.com; wangsheng@tongji.edu.cn; bluesluyi@sina.com.
Associate editor: Katja Nowick

Abstract

True sea snakes (Hydrophiini) are among the last and most successful clades of vertebrates that show secondary marine adaptation, exhibiting diverse phenotypic traits and lethal venom systems. To better understand their evolution, we generated the first chromosome-level genomes of two representative Hydrophiini snakes, *Hydrophis cyanocinctus* and *H. curtus*. Through comparative genomics we identified a great expansion of the underwater olfaction-related *V2R* gene family, consisting of more than 1,000 copies in both snakes. A series of chromosome rearrangements and genomic structural variations were recognized, including large inversions longer than 30 megabase (Mb) on sex chromosomes which potentially affect key functional genes associated with differentiated phenotypes between the two species. By integrating multiomics we found a significant loss of the major weapon for elapid predation, three-finger toxin genes, which displayed a dosage effect in *H. curtus*. These genetic changes may imply mechanisms that drove the divergent evolution of adaptive traits including prey preferences between the two closely related snakes. Our reference-quality sea snake genomes also enrich the repositories for addressing important issues on the evolution of marine tetrapods, and provide a resource for discovering marine-derived biological products.

Keywords: true sea snakes, V2R genes, chromosomal rearrangements, genomic structural variation, three-finger toxin, divergent evolution.

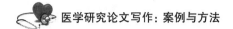

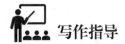 写作指导

摘要：近年来，我国科学家在多组学领域取得了大量重要的研究成果，在国内外学术期刊上发表了许多优秀的研究论文。由于多组学研究具有较明显的技术依赖性和时效性特征，在高水平期刊上发表此类论文并不容易。本文以笔者在 *Molecular Biology and Evolution* 杂志上发表的一篇药用海洋生物海蛇的多组学研究论文为例，结合自身的课题研究与文章撰写经验，从论文选题、研究方法选择与设计、论文框架搭建等方面总结了多组学论文写作的一些方法与技巧，以期给从事相关领域的医学研究生和青年科研工作者提供一定的参考。

近 20 年来，我国科学家在多组学（基因组学、转录组学、蛋白质组学、代谢组学等）领域，取得了大量重要的研究成果，如水稻基因组、大熊猫基因组、牡蛎基因组等[1~3]，在国内外高水平学术期刊上发表了许多具有里程碑意义的多组学研究论文。笔者近期也在 *Molecular Biology and Evolution* 杂志上发表了一篇海蛇多组学研究论文[4]。本文以这篇文章为案例，结合自身的课题研究与文章撰写经验，从选题、研究方法设计、文章框架搭建等方面总结了多组学论文写作的一些方法与技巧，以期给广大医学研究生和青年科研工作者提供一定的参考。

一、论文选题

论文题目是审稿人和读者对文章的第一印象，是对论文主要内容和中心思想的高度概括。好的标题可以给论文加分，吸引期刊编辑对其进行深度的审阅和推荐，而如果题目欠佳或有明显的瑕疵，则连投稿的第一道关都过不了，很容易被拒稿。因此选题十分关键，是论文写作的起点。

1. 问题意识与创新性

每一项科学研究都是带着科学问题去开展的，而论文发表的意义就在于向人们展示科学问题如何得到了解决、得到了怎样的解决。因此，论文的题目一定要体现研究的核心科学问题，揭示研究的目标取向。一般来说，在项目有了初步研究结果时或是在课题立项之初就可以拟定论文的题目了。当然，由于科研活动是动态发展的，当实验过程中出现了新的问题、新的结果或有新的发现时，应考虑对论文题目进行适当的修改。

问题意识是论文选题的前提之一，而题目能不能吸引目标读者主要在于其体现的创新性和研究价值。创新性对于科学研究的重要性不言而喻，也是决定论文水平和含金量的因素之一。要增强选题的创新性，其实就是去寻找前人研究的空白。如今医学研究领域众多，单纯去找同行研究者完全没有涉及过的某一领域或问题可能比较简单，但这样的研究做起来就相当的困难了；而难度相对较小的路径是，利用前沿热门的技术手段（如三代单分子测序技术、单细胞转录组、空间转录组测序技术等），对研究对象（如某种药用生物或人类组织器官）进行更深层次的分析和解读，从而从更深的角度发现某种新的现象或机制。另外，研究中意想不到的发现也是创新点的重要源泉。

以笔者发表的海蛇多组学论文为例，这个课题于 2018 年立项选题之时，海蛇这类药用海洋生物的多组学研究几乎是一片空白，海蛇类的基因组更是未见报道。我们抓住这个创新点，着眼于海蛇的毒液/毒素系统（venom systems）这个科学问题，选择了我国海域的两个优势蛇种——青环海蛇与平颏海蛇为研究对象开展多组学研究。最初的研究目标其实就是获得这两种海蛇的全基因组与毒液/毒素组学数据，为海蛇药用活性分子的发掘提供大数据支持。但我们在生物信息学分析时意外地发现，这两个近缘物种在基因组结构、毒素基因库、毒素相关基因的表达等方面存在明显的差异，而且很多差异与两种蛇表型性状的分化密切相关。为丰富文章的内容、提升科学意义，我们后来将选题中包含的科学问题分为两大方面：一是两种海蛇的多组学数据库，二是海蛇适应性性状（adaptive traits）与毒液/毒素系统趋异进化（divergent evolution）的遗传学基础。

2. 用词与句式

初次撰写论文的研究者容易犯的一个错误是，为了凸显文章的创新性和研究意义，小题大做，标题用语故意夸大了研究范围和深度、过度引申研究结论。论文选题最基本的原则应该是标题能够准确表达文章内容，反映研究的中心问题、最主要结论或是研究目的。文字上要尽量凝练，做到用词简洁、准确而具体，对于专业术语更要严谨，符合本学科规范和读者检索的通用性，以利于学术交流和传播。句式上可以是描述性短语，也可以用一个完整的句子来陈述文章的核心观点，但不宜过长（具体需参照期刊要求），要让读者抓住文章的主线故事。对于瞄准高水平期刊的论文，其标题还要有足够的亮点和新意。

譬如笔者发表的海蛇多组学论文 *Two Reference-Quality Sea Snake Genomes Reveal Their Divergent Evolution of Adaptive Traits and Venom Systems*，其中，两种海蛇的基因组是我们的研究对象，高质量、参考级别（reference-quality）是其亮点，海蛇适应性性状与毒液/毒素系统的趋异进化是关键科学问题，而动词"Reveal"将这几个要素连接成一个完整的故事，即通过高质量的基因组揭示两种海蛇发生不同适应性进化的遗传学机制。其实这一选题也经历了多次修改，主要涉及的就是研究结果所能代表的范围。论文写作之初，我们尝试阐释海蛇属或真海蛇的趋异进化（divergent evolution of true sea snakes）问题。但研究团队经过讨论后认为，真海蛇类有 60 余种，经历了快速辐射进化，生物多样性较高，其中青环海蛇与平颏海蛇的分化是一对典型，可以为真海蛇适应性演化机制的理解提供一部分重要线索，但它们尚不能完全代表真海蛇这一支的多样性与趋异进化特点。因此，最后的题目中没有出现"true sea snakes"，而是以"their"代表所研究的两种海蛇，同时将趋异进化的特征具体化。

二、研究方法的选择与设计

研究方法的选择与设计直接决定了研究结果的形式、可靠性、广度和深度。多组学课题用到的研究方法主要包括测序方法和生物信息学分析方法两方面。这里笔者以动植物多组学研究为例。

1. 测序方法

高通量测序技术发展迅速，继第一代、第二代测序技术之后，近年来又出现了第三代测序技术。第三代测序以 PacBio 单分子实时（SMRT）测序技术和纳米孔测序技术（Nanopore）为代表，最大的优势就是长读长。PacBio Sequel 平台测序得到的平均读长可以达到 10 kb 以上，最大可达60 kb。相较于第二代测序，第三代测序的长读长可以组装得到更加连续的基因组。不过，基于单纯的序列测序数据而组装出来的基因组仍是片段化的，即停留在 contig 或 scaffold 水平，要得到染色体水平的基因组，还需要其他技术的辅助。高通量染色体构象捕捉（Hi-C）是近些年出现的一种辅助基因组组装的技术。在已有基因组初步组装的草图序列和染色体数目已知的情况下，利用 Hi‐C 数据可以使基因组组装从 scaffold 级别提升到或接近染色体级别。

笔者的研究团队开展两种海蛇的全基因组测序时，首先利用 Illumina 第二代测序技术进行了基因组勘测；我们发现，海蛇基因组的重复序列比例很高，且具有一定的杂合度。我们尝试使用第二代测序数据组装基因组草图，但组装结果的质量较差（N50 值较低）、碎片化较严重，这将极大影响从海蛇基因组中发现药用活性分子的完整性。由于第二代测序准确度高，但读长短，在基因组高度重复区域及高杂合度区域的测序质量较差；第三代测序读长长但准确性相对较差，因此，我们对两种海蛇的基因组采取了"二代＋三代＋Hi-C 图谱"的深度测序与混合组装策略，最终获得了高质量的、染色体水平的基因组序列（contig N50 ＝ 9.7～19 Mb, scaffold N50 ＝ 264～266 Mb）。在对海蛇毒腺进行转录组测序时，除了常规第二代方法外，我们还利用第三代平台进行全长转录组测序（Iso-Seq），能够将整条转录本 cDNA 测通，从而直接获取毒素基因的全长转录本序列，避免了转录本拼接所带来的问题，并可以准确鉴定毒素相关转录本的可变剪切信息，发现更多新转录本，同时结合二代转录组测序对基因组组装的结果进行注释与补充，提升了基因组的完整性。

2. 生物信息学分析方法

多组学研究的生物信息学分析包括基因组注释、比较基因组学分析、基因表达定量与比较转录组分析、多组学联合分析等，这里以笔者发表的海蛇多组学文章为例谈谈基因组注释和比较基因组学分析的思路和方法。

完善可靠的基因组注释是下游分析和活性分子挖掘的基础，而海蛇基因组中重复序列含量很高，这对基因组注释带来了一定的困难。对此，我们首先采用 EDTA 流程对海蛇基因组中的重复元件进行分析，找出这些重复区域后将其屏蔽，再进行编码基因的注释。基因的结构注释整合了两方面的证据：基于同源性（转录组数据和近缘物种的已知基因/蛋白）和基于从头预测，运用 MAKER、BRAKER 等一系列强大的分析流程和软件进行多轮注释，并进行质控评估，得到高质量的基因注释结果。在此基础上，我们对两种海蛇及其近缘物种进行了系统发生分析、基因家族扩张/收缩分析、正选择分析、基因组共线性分析、结构变异分析等一系列比较基因组学分析，以探究海蛇从陆地到海洋的适应性过程中基因组和基因（家族）的进化特征，这些遗传改变所影响的生物功能及其与海蛇表型性状多样化的联系。海蛇毒素也是我们考察的重点之一，为了建立完善的海蛇毒素组学数据库，我们对两种海蛇基因组中所有的毒素相关基因进行了系统、准确的鉴定。

三、论文框架搭建

在选题和研究方案初步确定后，及时合理地搭建文章框架，有利于研究者理清研究思路，抓住研究目标和方向，从而有针对性地开展实验，并根据实验结果及时调整研究方案。好的论文框架可能会占用作者较多的时间，而在其构建好之后剩下的工作就是向框架内"添砖加瓦"——填入研究结果和论述细节，所以论文写作某种程度上也是对文章框架不断细化的过程。

论文框架相当于文章的大纲，围绕文章题目、科学问题而展开，是概括性的研究内容、技术路线、预期研究结果和预期结论的总结，在形式上可以参考本领域已发表文献的各部分大小标题。各部分的具体内容不能单纯地堆砌实验结果，而要有一定的层次性和逻辑性：纵向框架之间层层推进，体现贯穿全文的主线，推出主要结论；横向框架是对某一级标题的扩展，在组织上要有侧重点。除了文字部分外，图表也应在论文写作之前进行框架构思，主要是图表标题（caption）、图表类型、图片组织排版等。需要注意的是，由于科学研究的未知性和不确定性，研究结果并不一定会按照研究者预想的趋势发展，有时候还会遇到意料之外的新发现；论文框架如论文题目一样也不是一成不变的，需要根据研究进展进行调整完善。有价值的新发现可以加深对论文主线的分析论证或者丰富副线内容，增强研究的创新性，使文章锦上添花。

笔者在开展海蛇多组学分析之前，论文是按照"基因组组装与注释结果、海蛇基因组转座元件的扩张、海蛇进化史与系统发生地位、基因家族进化及其与海洋环境适应性的联系、基因组共线性、比较毒素组学"的大框架来布局的。在进行生物信息学分析之后我们发现，两种海蛇的基因组间存在多处大片段的染色体重排；进一步的基因组比对显示，二者存在大量的结构变异，这些变异区域涉及许多重要的功能基因，可能与两种海蛇在许多表型性状上的趋异进化有关。对两个亲缘关系相近的物种进行基因组结构变异和表型进化研究在蛇类中是从未报道过的，有助于加深对海蛇适应性演化和物种分化问题的理解，可以成为文章的另一个重要创新点，因此我们把这部分内容加入论文的框架以及题目中。

四、结语

一项科学研究，无论有多么出色的实验结果和惊人的发现，在没有发表前都不算完成。原创性的研究只有被发表，新的科学发现才能得以鉴别，并最终融入现有的知识体系。然而多组学研究具有较明显的技术依赖性和时效性特征，在高水平期刊上发表此类论文并不容易。笔者在海蛇多组学课题研究、论文撰写、投稿和修改的过程中也遇到了很多棘手的问题，在本文中我们分享了论文发表前后的一些心得和经验，希望能帮助广大医学研究生和青年学者在科研写作的道路上不断进步、勇攀高峰。

 作者介绍

陆一鸣，男，博士，上海大学医学院研究员，博士生导师。中国药学会生化与生物技术药物专业委员会委员，上海市药学会海洋药物专业委员会、生化药物专业委员会委员。主要研究方向：海洋生物功能分子的发现及创新药物的研究开发，药物新靶标的发现与确证。近 5 年在 *Molecular Biology and Evolution* 等期刊上发表 SCI 论文 18 篇，国家发明专利 8 项（PCT 2 项），专利转让 1.09 亿元。主持项目：国家自然科学基金 4 项、"重大新药创制"国家科技重大专项 2 项、国家重点研发计划（子课题）1 项、上海市科委支撑项目 3 项等各类科研项目 15 项。Email：bluesluyi@sina.com。

【参考文献】

［1］ Yu J，Hu S，Wang J，et al. A draft sequence of the rice genome (*Oryza sativa* L. ssp. *indica*). Science，2002，296(5565)：79-92.

［2］ Li R，Fan W，Tian G，et al. The sequence and *de novo* assembly of the giant panda genome. Nature，2010，463(7279)：311-317.

［3］ Zhang G，Fang X，Guo X，et al. The oyster genome reveals stress adaptation and complexity of shell formation. Nature，2012，490(7418)：49-54.

［4］ Li A，Wang J，Sun K，et al. Two Reference-Quality Sea Snake Genomes Reveal Their Divergent Evolution of Adaptive Traits and Venom Systems. Molecular Biology and Evolution，2021，38(11)：4867-4883.

【期刊推荐】

Molecular Biology and Evolution，*Nature Genetics*，*Nature Ecology & Evolution*，*Genome Biology*，*Genome Research*

案例 18：
成骨发育不全相关蛋白结构与机制研究
——研究选题与写作投稿技巧分享

胡苗会

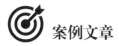 案例文章

Pore architecture of TRIC channels and insights into their gating mechanism

Hanting Yang[1,2]*, Miaohui Hu[1,2]*, Jianli Guo[1], Xiaomin Ou[1], Tanxi Cai[3] & Zhenfeng Liu[1]

Intracellular Ca^{2+} signalling processes are fundamental to muscle contraction, neurotransmitter release, cell growth and apoptosis[1,2]. Release of Ca^{2+} from the intracellular stores is supported by a series of ion channels in sarcoplasmic or endoplasmic reticulum (SR/ER)[3,4]. Among them, two isoforms of the trimeric intracellular cation (TRIC) channel family, named TRIC-A and TRIC-B, modulate the release of Ca^{2+} through the ryanodine receptor or inositol triphosphate receptor, and maintain the homeostasis of ions within SR/ER lumen[5,6]. Genetic ablations or mutations of TRIC channels are associated with hypertension, heart disease, respiratory defects and brittle bone disease[7-12]. Despite the pivotal function of TRIC channels in Ca^{2+} signalling[5,13,14], their pore architectures and gating mechanisms remain unknown. Here we present the structures of TRIC-B1 and TRIC-B2 channels from *Caenorhabditis elegans* in complex with endogenous phosphatidylinositol-4,5-biphosphate (PtdIns(4,5)P_2, also known as PIP$_2$) lipid molecules. The TRIC-B1/B2 proteins and PIP$_2$ assemble into a symmetrical homotrimeric complex. Each monomer contains an hourglass-shaped hydrophilic pore contained within a seven-transmembrane-helix domain. Structural and functional analyses unravel the central role of PIP$_2$ in stabilizing the cytoplasmic gate of the ion permeation pathway and reveal a marked Ca^{2+}-induced conformational change in a cytoplasmic loop above the gate. A mechanistic model has been proposed to account for the complex gating mechanism of TRIC channels.

their middle regions around Cys69 (or Ser70 in TRIC-B2) and Gly163 (or Gly164 in TRIC-B2), respectively. At the kink of M5, a genetic mutation on human TRIC-B leads to Gly to Ala substitution and truncation of the subsequent C-terminal region of the protein (Fig. 1e). The mutation is associated with a hereditary brittle bone disease known as osteogenesis imperfecta[10]. The M2 and M5 helices surround the trimeric C3 axis, and are flanked by M6 at the interface between two adjacent monomers (Fig. 1b). Notably, one molecule of endogenous PIP$_2$ is identified within each *C. elegans* TRIC-B1/B2 monomer (Extended Data Fig. 2a–e). The inositol-4,5-biphosphate head group of PIP$_2$ intercalates between M5 and M6, and the two fatty acyl chains extend towards the trimeric core contributing to trimerization of TRIC-B1/B2 (Fig. 1a, b).

As shown in Fig. 2a, an hourglass-shaped pore runs through the centre of each TRIC-B1 monomer. It contains two funnel-like vestibules, two bottlenecks and a central tubular cavity around the kinks of M2 and M5. The cytoplasmic vestibule of the pore is mainly shaped by M1, M4, M5b and PIP$_2$, and flanked by M6 and M7, while the luminal vestibule is surrounded by M1, M2b, M3 and M4. The upper and lower bottlenecks, located near Lys129 and Lys136, respectively, constrict the portals between the cytoplasmic/luminal vestibule and the pore centre (Fig. 2a). The high-resolution structure of TRIC-B2 shows that water molecules traverse through each monomer along its pore from cytoplasmic surface to luminal side (Fig. 2b). Within the pore in each monomer, two strong water densities are located near

写作指导

摘要：研究论文的撰写与投稿是研究生训练过程中不可缺少的一个环节，然而写出一篇高质量的研究论文并且成功发表在一个相匹配的期刊上却不是一件容易的事情。本文旨在与广大基础医学类研究生朋友分享一些自己在论文选题和写作过程中的体会和技巧，以期对广大研究生朋友顺利渡过研究生生涯有一定的帮助。本文以本人 2016 年 10 月发表在 *Nature* 杂志上的 *Pore architecture of TRIC channels and insights into their gating mechanism* 文章为例，介绍本人在选题、问题提出、方法选择、数据整理、文章写作、文章投稿等问题上的权衡与取舍。本文所引用的研究案例，通过文献收集确定研究对象；通过筛选不同物种来源的同源蛋白表达与晶体初筛，确定最终研究的目标蛋白；采用 X 射线晶体学的方法，解析了三聚态胞内阳离子通道（TRIC channel）的三维结构，首次向人们展示了该通道的整体结构；通过结构分析，提出蛋白的工作机理假说，再通过生物化学和生物物理学手段验证假说，阐明了该通道的离子通透特性以及调控机制等工作机理。根据研究议题的重要性以及研究过程中产生的数据的充分度和结果的新颖性，确定预投期刊档次。确定立意和大纲，然后根据逻辑线进行数据归纳总结和图表整理，根据将要投稿的期刊要求撰写论文，做到论据翔实、论点清晰，并提出展望。

一、投稿论文介绍

本案例所研究的是与成骨发育不全相关的一个位于内质网膜上的钾离子通道（三聚态胞内阳离子通道）。本研究采用 X 射线晶体学的方法研究该通道的晶体结构；得到结构之后，通过结构分析，提出相关的假说，通过生物化学和生物物理学的方法验证假说。最终发现该通道是一个通过 4,5-二磷酸磷脂酰肌醇（PIP_2）的帮助组装成的稳定同源三聚体结构的阳离子通道。不同于经典的电压门控的钾离子通道、钠离子通道或者钙离子通道，该离子通透路径位于单体孔上。通过单通道电生理实验，证明三个单体孔之间通过 PIP_2 分子的介导，存在正相协调作用；同时，本研究通过钾离子内流实验证明该通道在胞浆侧受钙离子的正向调控，这一研究结果与前人的文献报道结果一致，通过结构与色氨酸荧光光谱实验以及半胱氨酸交联实验找到了钙离子的调控位点与机制。最终，本研究发表在 2016 年 10 月 *Nature* 杂志上，为 TRIC 通道的功能研究提供了新的视角，并为成骨发育不全的研究提供了新的成因探索以及新的治疗思路。本研究不是热点研究对象，但是对基础科学与医学产生深远的影响。

二、论文撰写及投稿过程分析

因为本实验室的特色是通过结构生物学的方法研究疾病相关的整合膜蛋白结构与功能，而本实验室在离子通道和磷脂代谢相关的整合膜蛋白中积累了相当多的经验，所以在选题上我们就主要集中在这两个大方向上。本课题起始于 2011 年，当时结构生物学的主要研究手段是 X 射线晶体学，而 X 射线晶体学适合于 30～100 千道尔顿（kD）的蛋白及其复合物的解析，因此进一步把目标缩小到大小在该范围内的膜蛋白。其次，结构未曾被报道过的蛋白具有更广阔的研究价值，尤其是功能研究还不是很透彻的蛋白，有了结构之后有利于更深入地研究该蛋白的功能。通过文献调研，发现近几年新鉴定出来的一个胞内阳离子通道是一个很好的研究对象。该蛋白位于肌浆网/内质网（SR/ER）膜上，有两种亚型，分别为 TRIC - A 和 TRIC - B，其中 TRIC - A 主要在可兴奋性细胞中表达，TRIC - B 在各种组织中都有表达，而且表达水平比较均一。在 SR/ER 膜的钙离子释放通道（兰诺定受体，Ryanodine receptor，RyR；肌醇三磷酸受体，Inositol trisphosphate receptor，IP_3R）向胞浆释放钙离子的过程中，TRIC 通道将胞浆中的钾离子运送到 SR/ER 腔中，为钙离子的释放提供抗衡离子流，使得钙离子得以进一步释放，完成肌肉的兴奋-收缩过程[1, 2]。其中 TRIC - B 与围产期肺泡发育有关，*tric - b* 基因敲除会导致新生小鼠之死，在不同国家的成骨发育不全病人中也检测到该基因的突变[3~8]。总而言之，文献调研表明该通道蛋白既适合用 X 射线晶体学的方法解析其结构，又具有比较高的研究价值，所以我们确定了把该蛋白作为研究对象。

确定好研究对象之后，下一步就是制定研究策略。在 2011 年的时候，结构生物学，尤其是对膜蛋白的研究主要还是从原核的同源蛋白做起，因此，我们通过 NCBI 的序列检索，挑选了几个序列差异比较大的原核来源的基因进行表达筛选。本人加入该实验室之后，提出原核同源物种毕竟离人类较远，生命科学的研究最终还是应该服务到人类，因此想做该蛋白的真核同源蛋白。考虑到当时实验室没有培养哺乳动物细胞或者昆虫细胞的条件，我们决定选用酵母表达系统。确定了表达系统之后，我们又选择了多个真核物种来源的同源蛋白，包括人源的，经过表达测试、晶体筛选测试等，发现真核来源的蛋白在酵母表达系统中表达水平可以达到晶体生长的要求，但是晶体优化不出来。然后与原核同源蛋白进行序列比对，发现真核蛋白的 C-端多出很长一段的无规则片段，因此考虑把该片段删除，删除之后很快就优化出了具有 2.7 埃衍射能力的晶体。

很快我们解决了相角问题，解析了线虫来源的 TRIC-B 通道的两个不同的异形体，其中一个有钙离子结合，另一个没有钙离子结合。我们在搭建蛋白模型的时候，发现一段不同于氨基酸序列的密度，通过多种尝试以及磷脂质谱，我们确定了该密度为 PIP_2 分子。模型搭建完毕之后，我们发现该通道的三聚体结合界面都是由强输水氨基酸和 PIP_2 分子的输水尾部组成，而且孔径不到 1 埃，这样的组成显然不适合亲水的钾离子通道通过，反观单体孔都是由亲水氨基酸或者 PIP_2 分子亲水头部组成，而且孔径较大，因此，我们推测该通道的离子通透路径在单体孔，后期通过半胱氨酸修饰结合单通道电生理的方法验证了这一猜想。通过对单通道电生理数据的进一步分析，我们发现这三个单体孔之间存在正向协同效应，并且该效应通过 PIP_2 的调节实现。文献调研发现，前人的研究表明该通道在胞浆侧受钙离子的正向调控，我们的钾离子内流实验也进一步验证了这一点，SR/ER 腔侧受钙离子的负调控[9]，通过结构，我们观察到钙离子以水合的形式结合在蛋白胞浆侧三聚体界面的一个无规区的色氨酸上，并且有无钙离子结合，该片段的构象不同，因此我们推测该色氨酸是钙离子正向调控的位点。但是，通过文献调研，我们发现没有研究报道过钙离子可以结合色氨酸，无归区的构象差异也有可能是晶体堆积造成的人工假象。接下来，我们需要做的是，选择合适的方法证明在我们的例子中钙离子确实可以结合色氨酸，以及构象变化确实是由钙离子结合引起的。通过文献调研，我们发现有一种色氨酸荧光光谱的方法可以满足我们的实验需求。通过结构分析以及对交联实验原理的理解，我们发现用半胱氨酸交联的方法能够证明这种构象差异是否可以在溶液状态中存在。

在文章撰写过程中，我们首先确定立意。当时很多结构生物学的文章都只是描述蛋白的结构，但是对于本文，本人始终坚持结构生物学只是手段，应该致力于阐明生物学问题，以及突出该通道在结构上的与众不同之处。最后决定突出文章的三个要点：① PIP_2 分子的结合及其作用；② 通道的离子通透路径；③ 通道胞浆侧钙离子的正向调控作用机理。通过对该蛋白生理功能重要性的理解，以及我们研究结果的新颖性和研究的深入程度，我们认为可以考虑 *Nature*、*Science* 或者 *Cell* 杂志的正刊，这三个杂志中，*Nature* 和 *Science* 杂志以新颖性和创新性见长，*Cell* 杂志以工作量见长，因此我们优先考虑 *Nature* 杂志。确定好了立意和预投杂志，就开始作图，本着每个图突出一两个论点的原则进行布局，草稿起草完之后，几个主要作者之间会来回修改，补充要点。为了提高论文的命中率，第一稿中我们并没有把所有数据都用上，也没有把结论下得非常的肯定，给审稿人留一些提问的空间。

三、总结

1. 本论文的特色和创新点

（1）根据现有实验条件选定合适的表达系统表达目标蛋白。

（2）本研究首次发现 PIP_2 分子跟蛋白结合的一种新模式，本研究之前所报道的 PIP_2 分子都是功能性存在，并且是在膜蛋白亲疏水交界面处结合，本研究的 PIP_2 分子结合在蛋白的正中央，介导三聚体的形成，并且调控三个单体孔之间的正向调节。

（3）本研究首次用半胱氨酸修饰的方法研究了通道的离子通透路径。

（4）本研究首次用色氨酸荧光光谱的方法验证溶液状态中钙离子与色氨酸的结合。

（5）本研究首次用半胱氨酸交联的方法证明蛋白的构象变化是在溶液状态中也存在的，并不是晶体堆积引起的人工假象。

（6）本研究首次提出了该通道蛋白的工作机理和调控假说。

2. 本研究中的不足

（1）本文并没有阐释该通道内质网腔受钙离子负调控的机制。

（2）文献报道该通道受电压的微弱调控，本研究并没有通过电生理的方法进一步阐释电压调控的机制。

（3）有研究报道该通道可以和 RyR/IP_3R 形成复合物，本研究并没有获得该复合物的结构，也没能阐释二者功能上的偶联机制。

3. 本研究对未来科学发展的影响

（1）本研究为通道膜蛋白结构与功能的研究提供了一些新的思路，结构的研究不应该只局限于结构本身，而是可以通过对结构的分析和假说的提出，找到新的生物化学和生物物理学手段来验证假说。

（2）本研究为 TRIC 通道的细胞水平研究提供了可借鉴的新思路。

四、写作技巧与经验之谈

有了实验结果之后，最重要的是立意；或者说在有结果之前，需要做充分的文献调研，所研究对象还有什么没有解决的问题，结合新产生的实验数据，明确自己想讲的故事的完整逻辑链。明确了立意之后，根据已有结果，进行文章图表的整理，图表整理过程中要考虑到美观、整洁和逻辑，其中最重要的是逻辑。作图过程中尽量避免红绿配，以免对红绿色盲者不友好；在图表标注的过程中，如果有用颜色区分的实验组，文字颜色和图表颜色可以保持相匹配以便读者迅速区分。英文写作的话，平时阅读文献要注意积累科技用词，多阅读相关领域母语者发表的高水平研究论文。写作格式严格按照预投杂志的要求，参照该杂志相关领域的文章来组织语言和结果。本研究论

文投了 *Nature* 杂志之后，直接送审，三个审稿人的意见都比较积极，按照要求补充了数据之后就接收了，所以相当顺利。但是大部分文章可能都要经历很多轮的投稿和数据补充，如果对自己的研究结果很有信心的话，也可以尝试跟编辑或者审稿人争取一下，或许能够用现有数据有理有据有节地说服编辑和审稿人。投稿一般从影响因子高的到低的投，所以如果相同层次的杂志拒稿之后，考虑适当降低期望；也可以根据前期审稿人的建议重新立意。

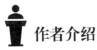 作者介绍

胡苗会，女，博士，中国科学院生物物理研究所博士，普林斯顿大学博士后。主要研究重大疾病相关的膜蛋白的结构与功能研究，以及通过结构生物学方式加速抗体药物的开发。曾在 *Nature*、*Nature Communications* 等学术期刊上发表学术论文。Email：mhu@truebinding. com/evangelinehmh @gmail. com。

【参考文献】

[1] Yazawa M, et al. TRIC channels are essential for Ca^{2+} handling in intracellular stores. Nature, 2007, 448(7149): 78 - 82.

[2] Yamazaki D, et al. New molecular components supporting ryanodine receptor-mediated Ca^{2+} release: roles of junctophilin and TRIC channel in embryonic cardiomyocytes. Pharmacol Ther, 2009, 121(3): 265 - 272.

[3] Yamazaki D, et al. Essential role of the TRIC-B channel in Ca^{2+} handling of alveolar epithelial cells and in perinatal lung maturation. Development, 2009, 136(14): 2355 - 2361.

[4] Cabral W, et al. Absence of ER cation channel TMEM38B/TRIC-B causes recessive osteogenesis imperfecta by dysregulation of collagen post-translational modification. Journal of Bone and Mineral Research, 2014, 3: CC3.

[5] Cabral WA, et al. Absence of the ER cation channel TMEM38B/ TRIC-B disrupts intracellular calcium homeostasis and dysregulates collagen

synthesis in recessive osteogenesis imperfecta. PLoS Genetics, 2016, 12 (7): e1006156.

[6] Lv F, et al. Two novel mutations in TMEM38B result in rare autosomal recessive osteogenesis imperfecta. Journal of Human Genetics, 2016, 61 (6): 539 – 545.

[7] Rubinato E, et al. A novel deletion mutation involving TMEM38B in a patient with autosomal recessive osteogenesis imperfecta. Gene, 2014, 545(2): 290 – 292.

[8] Shaheen R, et al. Study of autosomal recessive osteogenesis imperfecta in Arabia reveals a novel locus defined by TMEM38B mutation. Journal of Medical Genetics, 2012, 49(10): 630 – 635.

[9] Pitt S J, et al. Charade of the SR K$^+$-channel: two ion-channels, TRIC-A and TRIC-B, masquerade as a single K$^+$-channel. Biophysical Journal, 2010, 99(2): 417 – 426.

【期刊推荐】

Nature, *Science*, *Cell*, *Development*, *Cell Metabolism*, *Circulation Research*, *The Journal of Physiology*, *Biophysics Journal*

案例 19：
从临床到基础：外泌体研究经验与思考

胡　衍　苏佳灿

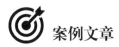 案例文章

Reversal of Osteoporotic Activity by Endothelial Cell-Secreted Bone Targeting and Biocompatible Exosomes

Hongyuan Song,[†,‡,§] Xiaoqun Li,[†,‖] Zichang Zhao,[‡] Jin Qian,[⊥] Yao Wang,[†] Jin Cui,[†] Weizong Weng,[†] Liehu Cao,[†] Xiao Chen,[†] Yan Hu,[†] and Jiacan Su*[,†]

[†]Department of Orthopaedics Trauma and [‡]Department of Ophthalmology, Changhai Hospital, Second Military Medical University, Shanghai 200433, China

[§]Department of Ophthalmology, Shanghai General Hospital (Shanghai First People's Hospital), School of Medicine, Shanghai Jiao Tong University, Shanghai 200080, China

[‖]Graduate Management Unit, Shanghai Changhai Hospital, Second Military Medical University, Shanghai 200433, China

[⊥]The 11th Team of the fourth Brigade of the Basic Medical Department, Second Military Medical University, Shanghai 200433, China

ⓢ *Supporting Information*

ABSTRACT: Exosomes, also known as extracellular vesicles, are naturally occurring, biocompatible, and bioactive nanoparticles ranging from 40 to 150 nm in diameter. Bone-secreted exosomes play important roles in bone homeostasis, the interruption of which can lead to diseases such as osteoporosis, rheumatoid arthritis, and osteopetrosis. Though the relationship between vascular and bone homeostasis has been recognized recently, the role of vascular endothelial cell (EC)-secreted exosomes (EC-Exos) in bone homeostasis is not well understood. Herein, we found that EC-Exos show more efficient bone targeting than osteoblast-derived exosomes or bone marrow mesenchymal stem cell-derived exosomes. We also found that EC-Exos can be internalized by bone marrow-derived macrophages (BMMs) to alter their morphology. EC-Exos can inhibit osteoclast activity *in vitro* and inhibit osteoporosis in an ovariectomized mouse model. Sequencing of exosome miRNA revealed that miR-155 was highly expressed

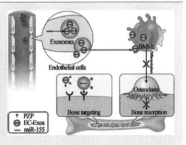

in EC-Exos-treated BMMs. The miR-155 level in EC-Exos was much higher than that in BMMs and ECs, indicating that miR-155 was endogenous cargo of EC-derived vesicles. Blockage of BMMs miR-155 levels reversed the suppression by EC-Exos of osteoclast induction, confirming that exosomal miR-155 may have therapeutic potential against osteoporosis. Taken together, our findings suggest that EC-Exos may be utilized as a bone targeting and nontoxic nanomedicine for the treatment of bone resorption disorders.

KEYWORDS: *Exosomes, bone targeting, nanomedicine, miR-155, osteoporosis*

Exosome-guided bone targeted delivery of Antagomir-188 as an anabolic therapy for bone loss

Yan Hu [a,1], Xiaoqun Li [a,1], Qin Zhang [b,1], Zhengrong Gu [c,1], Ying Luo [d], Jiawei Guo [a], Xiuhui Wang [b], Yingying Jing [b,*], Xiao Chen [a,c,**], Jiacan Su [a,***]

[a] Department of Trauma Orthopedics, Changhai Hospital, Naval Medical University, Shanghai, 200433, China
[b] Institute of Translational Medicine, Shanghai University, Shanghai, 200444, China
[c] Department of Orthopedics, Shanghai Baoshan Luodian Hospital, Shanghai, 201908, China
[d] Centre Laboratory, Changhai Hospital, Naval Medical University, Shanghai, 200433, China
[e] Department of Chemistry, Fudan University, Shanghai, 200433, China

ARTICLE INFO

Keywords:
Exosomes
Bone targeting
miR-188
CXCR4
Osteoporosis

ABSTRACT

The differentiation shift from osteogenesis to adipogenesis of bone marrow mesenchymal stem cells (BMSCs) characterizes many pathological bone loss conditions. Stromal cell-derived factor-1 (SDF1) is highly enriched in the bone marrow for C-X-C motif chemokine receptor 4 (CXCR4)-positive hematopoietic stem cell (HSC) homing and tumor bone metastasis. In this study, we displayed CXCR4 on the surface of exosomes derived from genetically engineered NIH-3T3 cells. CXCR4+ exosomes selectively accumulated in the bone marrow. Then, we fused CXCR4+ exosomes with liposomes carrying antagomir-188 to produce hybrid nanoparticles (NPs). The hybrid NPs specifically gathered in the bone marrow and released antagomir-188, which promoted osteogenesis and inhibited adipogenesis of BMSCs and thereby reversed age-related trabecular bone loss and decreased cortical bone porosity in mice. Taken together, this study presents a novel way to obtain bone-targeted exosomes via surface display of CXCR4 and a promising anabolic therapeutic approach for age-related bone loss.

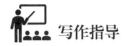 写作指导

摘要：几十年来，骨组织一直是靶向药物递送领域的"洼地"，药物递送是解决诸多骨代谢或感染性疾病的痛点问题。外泌体是活细胞分泌的膜结构纳米颗粒，被认为是细胞间通讯的重要媒介。骨与血管代谢偶联是近几十年来骨代谢研究的热点方向，血管代谢与调节功能直接影响生长发育过程中的骨延长和骨折愈合效率问题。那么，血管内皮细胞是否通过外泌体调控骨代谢进程？通过研究发现血管内皮细胞来源外泌体能够靶向到骨组织，并且调控破骨细胞成熟与骨代谢水平。循环给药能够有效抑制破骨细胞分化与融合，提升绝经后骨质疏松模型骨量。进一步地，能否以外泌体为基础，系统性地构建骨靶向纳米载体材料？在充分调研、不断尝试与失败后我们发现，肿瘤骨转移过程关键机制 CXCR - SDF1 轴的靶向性修饰能够直接赋予外泌体骨靶向性能。此外，笔者带领团队引入脂质体杂化体系，在保留靶向分子有效作用浓度的前提下大幅度提升纳米材料产量，有望搭建具备工业化生产潜能的骨靶向药物载体平台，实现科研问题起于临床、回归临床。在此，笔者深入剖析一系列外泌体研究的起源、方法、结论与经验教训，希望为医师同道与研究同好提供些许借鉴与参考。

一、案例论文介绍

1. Song H, Li X, Zhao Z, et al. Reversal of osteoporotic activity by endothelial cell-secreted bone targeting and biocompatible exosomes [J]. Nano Letters, 2019, 19(5): 3040 - 3048.

2. Hu Y, Li X, Zhang Q, et al. Exosome-guided bone targeted delivery of Antagomir-188 as an anabolic therapy for bone loss [J]. Bioactive Materials, 2021, 6(9): 2905 - 2913.

作为细胞通讯与代谢调节的重要媒介，骨组织来源外泌体直接参与骨代

谢调节与代谢性骨病的生理病理过程。尽管 H 型血管与骨的代谢偶联已经为学界广泛认同，但血管内皮细胞来源外泌体（EC‐exo）在骨代谢过程中的角色与作用尚不明确。本研究发现，相比成骨细胞或间充质干细胞来源外泌体，血管内皮来源外泌体具备更显著的骨髓聚集特征。进一步地，EC‐exo 能够为骨髓单核细胞吞噬，并抑制其向破骨细胞的分化。测序分析与抑制试验表明，EC‐exo 中高表达的 miR‐155 是其作用的有效成分。本研究首次在骨靶向外泌体领域进行探索并有所突破，成果发表于材料学顶级期刊 *Nano Letters*。

在上述研究基础上，笔者团队进一步探索外泌体产生骨靶向作用的具体机制及相应工程化改造手段。骨髓间充质细胞（BMSCs）是骨代谢平衡中的关键祖细胞群，其分化方向偏移是骨质疏松症的重要发病机制。BMSCs 分泌的细胞因子 SDF1 能够招募趋化因子受体 4（CXCR4）阳性造血干细胞及部分肿瘤细胞进行骨髓归巢。团队成功构建 CXCR4$^+$ 杂化外泌体载药系统，实现普适性外泌体工程化修饰，具备极高转化应用潜能。本研究首次报道工程化骨靶向修饰的外泌体材料，成果发表于生物材料领域顶级期刊 *Bioactive Materials*。这两篇文章存在思路上的明显延续，即发现现象、探寻机制、验证猜想。

二、论文撰写与投稿过程分析

1. 研究思路的提炼

骨折内固定的 AO 原则要求坚强内固定与早期功能锻炼，忽视了骨与软组织血供保护内容。近年来逐渐为骨科医师群体接受的 BO 原则提出了更完善的要求——"骨折治疗必须在骨折稳固和软组织完整间寻求平衡"，引出了钢板的有限接触与血供保护基本原则。这些临床思路与方向为骨科医师提供了思考与研究的重要方向，即骨与血管的联动及其代谢调控相互关系。

健康成人骨骼系统在破骨细胞骨吸收作用与成骨细胞骨形成作用下保持动态平衡[1]。病理状态下破骨细胞异常激活以及过度骨吸收导致一系列骨代谢异常疾病，包括骨质疏松症、类风湿性关节炎和骨硬化症等[2]。当前针对破骨细胞成熟和分化的药物已经在临床广泛使用，包括双膦酸盐类、RANKL 抗体以及钙调素类药物。但药物成分普遍存在不同程度的不良反应，包括异位骨坏死、心血管风险等[3]。因此，低毒性、高生物相容性的骨靶向药物或生物载体是骨代谢疾病诊疗的重要研究方向。

血管在骨组织新陈代谢过程中扮演关键角色。骨祖细胞、成骨细胞和破骨细胞等骨来源细胞通过各类细胞因子调控血管发生和重塑；血管内皮细胞同样能够调控血管周围细胞的增殖与分化过程。在骨代谢调节进程中，破骨细胞来源外泌体通过其表面 RANK 受体识别成骨细胞并调控骨重建水平[4]。然而，血管内皮细胞是否能够通过外泌体对骨相关细胞进行生物学行为调控尚不明确。因此，笔者带领团队进行了血管内皮细胞外泌体的相关探究，除了通过体内外生物学实验验证功能之外，进一步使用测序手段寻找关键作用分子及其信号通路。

在上述研究结束后，笔者团队进一步作延续性思考：血管内皮细胞毕竟产能有限，是否可以对常规工具细胞的外泌体进行工程化改造，实现普适性工程化外泌体构建与工业化产能的转化？在大量文献阅读与讨论之后，我们将目光锁定在了生物趋化作用上。

BMSCs 是成骨细胞主要来源，同时还能在生物、机械等因素调控下分化成骨髓脂肪细胞与成软骨细胞，故其分化方向调控是骨代谢药物的重点研究方向。笔者在文献调阅中发现，BMSCs 高水平分泌基质细胞衍生因子 1（SDF1）[5]，在 CXCR4 - SDF1 生物趋化轴作用下，CXCR4+ 细胞倾向于向骨髓组织富集。先前研究表明，造血干细胞（HSC）表面高表达 CXCR4，敲除后 HSC 失去骨髓归巢倾向，富集于外周血中[6]。CXCR4 单克隆抗体已经被应用于特殊类型血液肿瘤的诊疗中，用于提升外周血 HSC 水平。此外，乳腺癌细胞表面 CXCR4 敲除后，肿瘤细胞骨髓转移比例明显降低[7, 8]。在此背景下，笔者提出科学假说：CXCR4 - SDF1 轴是否能够介导生物纳米颗粒向骨髓 BMSCs 周围 SDF1 高水平微环境富集？后续动物实验研究证实了这一推断，并开拓了骨靶向纳米材料研究的思路与视野。

2. 研究方案的完善

尽管思路和理论依据已经调研充分，从初步思路到完整研究的道路依然很长。在外泌体工程化改造的研究中，我们将 CXCR4 蛋白转染进工具细胞 NIH－3T3 和 CHO－K1 细胞里并获得稳定表达。但是实验过程中发现，NIH－3T3 细胞的外泌体中能够稳定检测到 CXCR4 表达，而 CHO－K1 外泌体中蛋白表达量相对不稳定。在确定细胞来源后我们发现，基因改造外泌体具有明确的骨靶向性能，但另一个关键问题再次浮出水面：外泌体产量问题。当前外泌体研究领域中少有落地转化的项目，关键原因之一是外泌体产量的低下。在实验研究中，我们发现接近 400 ml 细胞培养上清（约 20 皿）中仅能够提取出大约 200 μg 蛋白当量的外泌体，而整项实验研究的外泌体用量约为 5～10 mg。所幸生物材料领域研究给我们带来了新的思路。脂质体具有合成简单、成分可控与生物毒性低等优点，同样是纳米载体领域的优秀成员。在本研究中，我们选择脂质体与外泌体进行膜融合的杂化操作，同时探究了能够兼顾靶向属性与扩大产量的最佳配比，最终获得了优化的杂化操作方案与具备相当工业转化潜能的外泌体杂化载药体系。因此，在创新性地提出研究思路后，方案的不断完善与学科交叉内容的不断学习是基础研究推进的必要条件。

3. 论文的撰写与投稿

科研论文的撰写是实验完成后的又一关键阶段，如何能够使读者和编辑快速获取自己想要表达的信息，需要长期、痛苦的训练过程。在日常文献学习中，我们需要坚持英文阅读，逐字逐句啃下来，而不是借助翻译软件通篇翻译后进行阅读。中文与英文的写作与遣词风格大相径庭，平时阅读量不足往往容易出现"中式英语"问题。此外，阅读之余建议积极记录、摘抄，学习经典的英文写作风格与专业用语惯例，避免出现词不达意、贻笑大方的场景。

投稿方面，研究者应充分调研本领域相关期刊及其近期发表文章方向，选择最适合本项研究的期刊进行投稿。在投稿过程中往往容易被忽视的是投稿信部分。一封好的投稿信能够快速让编辑了解到论文的亮点工作、创新点以及与期刊契合的原因。除此之外，杂志社一般会公示本刊投稿的文稿、图片等内容的具体格式要求，如不符合可能会导致直接拒稿。

4. 充分发挥团队的基础优势

"好风凭借力"，基础研究是一个需要长时间积累的领域。在临床医师进行基础研究的初始，一定要充分调研、了解所在团队、学科或单位已有的研究基础。专业知识水平决定了研究的高度，但设备、技能、环境决定了研究是否能够最终完成。笔者所在研究团队 10 余年来在骨与关节退行性疾病临床诊疗与基础机制研究方面积累了丰富经验。团队关于骨代谢基础机制的研究发表于 *Bone Research*、*Science Advances*、*EMBO Reports* 等顶级综合类或生物学期刊，为本案例中骨代谢调控机制提供了坚实的理论基础和条件支撑。在生物材料研发与转化方面，研究团队始终坚持基于临床需求研发新型生物材料，并不断推进研究成果的转化与落地，研究成果发表于 *Advanced Materials*、*Advanced Functional Materials*、*JACS* 等材料学一流期刊，并获得了优秀发明奖等一系列奖项，为案例中的基础研究指明了临床转化的前进方向。

三、总结

结合团队与自身临床研究经验，笔者总结了临床医师进行基础研究的关键因素：起于临床、成于基础、回归临床。首先要善于在临床工作中寻找科学问题。本案例中，思考起源于骨折临床诊疗 AO 原则向 BO 原则的转变，保护血供的观念在骨折诊疗过程中越来越被重视，故血管与骨代谢的偶联是我们重点探索的方向。其次，临床过程中发现的问题需要在基础研究领域小心求证，提出严谨、可行的科学假说。在保护血供观念深入人心后，团队进行了广泛调研与深入探讨：① H 型血管通过 Notch 等信号通路上调血管代谢与骨形成；② BMSC、成骨细胞与破骨细胞外泌体功能与调控方式均有研究证明，而血管内皮细胞调控骨代谢的具体方式或外泌体扮演的角色尚不明朗；③ 骨细胞等细胞多包被于基质之中，纳米级数的外泌体成分很可能是隐藏的调控"信使"。最后，临床中发现的问题必然要以回归临床为导向。根据骨与血管偶联机制延伸出的外泌体研究，因其产量问题难以转化；而后续引入的基因编辑与脂质体杂化体系跨越了产量与细胞来源的难题，大幅提升了工业化生产的转化潜能。因此，在临床工作中发现问题、在基础研究领域完善思路、以临床转化应用为方向开展研究，是临床工作者进行基础科学研究的参考方向。

作者介绍

胡衍，男，医学博士，现于上海大学博士后流动站工作。主要研究方向为骨与关节退行性疾病基础机制与新药物研究。入选 2021 年度上海市"超级博士后"激励计划，承担海军军医大学博士后启动基金 1 项，作为主要技术骨干参与科技部重点研发计划 1 项，国家自然科学基金重点项目、重大研究计划各 1 项，面上项目 2 项。以第一作者（含共同第一作者）发表 SCI 论文 8 篇，10 分以上 SCI 论文 3 篇。获批实用新型专利 1 项、国家发明专利 3 项。Email：xjhuyan@shu.edu.cn。

苏佳灿，男，主任医师，教授，上海大学转化医学研究院院长，博士研究生导师，转化医学国家科学中心（上海）生物医用材料与器械中心主任。国家重点研发计划重点专项及军委科技委重点专项首席科学家。获省部级二等奖以上奖励 4 项，以第一作者及通讯作者发表 SCI 论文 100 余篇，总 IF＞700 分，承担国家自然科学基金重大研究计划等省部级以上项目 30 项，获批国家专利 30 项，主编主译专著 15 部。获首届全国向上向善好青年、总后勤部院校教学标兵、上海市十大杰出青年、上海市银蛇奖、上海市育才奖等，荣立解放军二、三等功各 1 次。兼任中国医师协会骨科医师分会骨质疏松学组副组长、青年学组组长，中华医学会骨科学分会骨质疏松学组委员、青年学组组长等。

【参考文献】

[1] Fan Y, Hanai J, Le PT, et al. Parathyroid Hormone Directs Bone Marrow Mesenchymal Cell Fate. Cell Metabolism, 2017, 25(3): 661 - 672.

[2] Teitelbaum SL. Bone resorption by osteoclasts. Science (New York, N. Y.), 2000, 289(5484): 1504 - 1508.

[3] Reid IR. Short-term and long-term effects of osteoporosis therapies. Nature reviews. Endocrinology, 2015, 11(7): 418 - 428.

[4] Ikebuchi Y, Aoki S, Honma M, et al. Coupling of bone resorption

and formation by RANKL reverse signalling. Nature，2018，561（7722）：195 – 200.

［5］Geminder H，Sagi-Assif O，Goldberg L，et al. A possible role for CXCR4 and its ligand，the CXC chemokine stromal cell-derived factor-1，in the development of bone marrow metastases in neuroblastoma. J Immunol，2001，167(8)：4747 – 4757.

［6］Zehentmeier S，Pereira JP. Cell circuits and niches controlling B cell development. Immunol Rev，2019，289(1)：142 – 157.

［7］Conley-LaComb MK，Semaan L，Singareddy R，et al. Pharmacological targeting of CXCL12/CXCR4 signaling in prostate cancer bone metastasis. Mol Cancer，2016，15(1)：68.

［8］Muller A，Homey B，Soto H，et al. Involvement of chemokine receptors in breast cancer metastasis. Nature，2001，410(6824)：50 – 56.

【期刊推荐】

Advanced Materials，*Advanced Functional Materials*，*Bioactive Materials*，*ACS Nano*，*Nano Letters*，*Biomaterials*

案例20：
医学博士论文写作规范

郑　爽　姚　萱

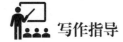 写作指导

　　摘要：撰写形式规范、内容创新的学位论文与学术论文是博士研究生需要练就的基本功，博士研究生的学位论文与学术论文内容不同，形式也有所差异。博士学术论文一般是针对某个选题展开，从目的、材料与方法、结果、讨论等方面展开；学位论文是为了取得学位而撰写的论文，内容除包括选题、立题背景外，还包括与选题有关的综述、个人简介、发表论文等。本文重点介绍这两类论文的写作规范。

　　博士研究生论文有学位论文和学术论文之分。学位论文是博士生攻读学位期间科研成果的系统性展现，学术论文则是系统性科学研究过程中的间断性创新点的凝练。学术论文的发表是博士生学术训练的重要内容，对学位论文质量起到重要的保障作用。但学位论文与学术论文在写作要求及规范上有一定异同。

一、学位论文基本要求及规范

　　学位论文是一篇（或由一组论文组成的一篇）系统的、完整的学术论文，是研究生科研工作成果的主要体现，它集中展现了作者在研究工作中获得的新发现、新发明、新理论、新方法或新见解等，表明作者已掌握坚实宽广的基础理论和系统深入的学科知识，具有独立从事学术研究的能力。

（一）学位论文形式结构

学位论文基本结构包括前置部分、主体部分和结尾部分。

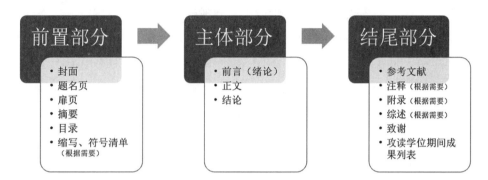

（二）学位论文编写规范与要求

· 前置部分

1. 封面

封面包括分类号、密级、单位代码、作者学号、学校名称、学校徽标、学位论文中文题目、英文题目、作者姓名、导师姓名、学科和专业名称、提交时间等内容。

（1）分类号：按中国图书分类法，根据学位论文的研究内容确定。

（2）密级：非涉密学位论文统一填写"公开"；涉密学位论文（论文课题来源于国防军工项目）分绝密、机密和秘密三级，并注明保密期限。

（3）单位代码：根据所在学校代码填写。

（4）论文题目：应准确概括整个论文的核心内容，简明扼要，一般不能超过 30 个汉字；英文题目翻译应简短准确，一般不应超过 150 个字母，必要时可以加副标题。

（5）学科和专业名称：按照国家研究生培养的学科专业目录规范填写。

2. 题名页

应包括学位论文中英文题目，学位论文导师及作者本人签名，学位论文评阅人姓名、职称和单位等信息（隐名评阅除外），学位论文答辩委员会主席及成员姓名、职称和单位，学位论文答辩日期等。

3. 扉页

包括独创性声明及学位论文版权使用授权书。

4. 摘要

包括中文摘要和英文摘要。摘要是论文内容的总结概括，应简要说明论文的研究目的、研究方法、创新性成果及其理论与实践意义，突出论文的创新之处。语言力求精炼、准确。博士论文摘要的字数为 500~1 000 个。英文摘要应与中文摘要内容相对应，要求 3 000~4 000 字符。摘要最后另起一行，列出 3~8 个关键词。关键词应体现论文特色，具有语义性，在论文中有明确的出处。

5. 目录

应列出论文的大标题、一级和二级节标题，逐项标明页码。各级标题应简明扼要，点出各部分主要内容。

6. 缩写、符号清单

应列出符号、标志、缩略词、首字母缩写、计量单位、术语等的注释表。

· **主体部分**

包括前言（绪论）、正文和结论。主体部分应从另页右页开始，每一章应另起页。

1. 前言（绪论）

主要阐述选题的理论和实践意义及研究背景、研究目的、国内外研究现状、研究思路、采用的技术方法和手段等，应独立成章。

2. 正文

正文是学位论文的核心部分，占主要篇幅，是作者研究成果的学术性和创造性的集中表现。正文内容原则上应包括：文献综述、材料与方法、结果与分析、讨论、小结等。论文应层次分明、言之成理、数据可靠、图表规范、文字简练、说明透彻、推理严谨、立论正确，避免使用文学性质的带感情色彩的非学术性词语。

（1）章节标号规则

论文章节按序分层。层次以少为宜，根据实际需要选择。各层次标题一律用阿拉伯数字连续标号；不同层次的数字之间用小圆点"."相隔，末位数字后面不加点号，如"1""1.1""1.1.1"等；章、节编号全部顶格排，编号与标题之间空 1 个字的间隙。章的标题占 2 行。正文另起行，前空 2 个字起排，回行时顶格排。例如：

> 1 ××××（章大标题）
>
> ××××××××××××××××××××
>
> 1.1 ××××（一级节标题）
>
> 1.1.1 ××××（二级节标题）
>
> 1.1.1.1 ××××（根据需要，也可设三级节标题）
>
> 2 ××××（章大标题）
>
> 2.1 ××××（一级节标题）
>
> 2.1.1 ××××（二级节标题）

（2）图表等制作规则

图表制作规则

类型	要　　求
图	包括曲线图、构造图、示意图、框图、流程图、记录图、地图、照片等，应具有"自明性"。图的位置应该在相关文字说明之后，随文排。图的编号和图题规范，并置于图下方，以图所占位置为限，居中排。图号和图题之间空一个汉字的位置。图上应有表示目的物尺寸的标度。照片不得直接粘贴，须经整理扫描后以图片形式插入。
表	一般为三线表（二粗一细），应具有"自明性"。表的位置依次放置在相关文字说明之后，随文排。表的编排一般是内容和测试项目由左至右横读，数据依序竖读。表的编号和表题规范，并置于表上方，以表格所占位置为限，居中排，表号和表题之间空一个汉字的位置。如某个表需要转页接排，在随后的各页上应重复表的编号。编号后跟表题（可省略）和"（续）"，置于表上方。续表均应重复表头。
公式	应另起一行居中排，并缩格书写，与周围文字留足够的空间区分开。如有两个以上的公式，应用从"1"开始的阿拉伯数字进行编号，并将编号置于括号内。公式的编号右端对齐，公式与编号之间可用"…"连接。公式较多时，应分章编号。较长的公式需要转行时，应尽可能在"="处回行，或者在"＋""－""×""/"等符号处回行。公式中分数线的横线，长短要分清，主要的横线应与等号取平。
量和单位	采用国际标准符号和单位。由作者本人拟定的符号、制图规范等均应在第一次出现时加以说明。

（3）页码编写规则：学位论文的页码，前置部分用罗马数字单独连续编码，正文和后置部分用阿拉伯数字连续编码。单面复印时页码排在页脚居中位置，双面复印时页码分别按左右侧排列。

3. 结论

论文的结论是最终的、总体的结论，不是正文中各段的小结的简单重复。结论应包括论文的核心观点，交代研究工作的局限，提出未来工作的意见或建议。结论应该准确、完整、明确、精练。

· **结尾部分**

1. 参考文献

格式遵照 GB/T 7714－2005《信息与文献：参考文献著录规则》的规定执行。参考文献表应置于正文后，并另起页。所有被引用文献均要列入参考文献表中。引文采用顺序编码标注时，参考文献表按编码顺序排列，引文采用著作-出版年制标注时，参考文献表应按著者字顺和出版年排序。

2. 注释

当论文中的字、词或短语需要进一步加以说明，而又没有具体的文献来源时，可用注释。

3. 附录

作为主体部分的补充，并不是必须的。附录中主要列入正文内不便列出的过分冗长的公式推导，某些重要的原始数据、数学推导、结构图、统计表、计算程序及说明等。

4. 综述（医学类）

医学类论文一般须附综述一篇，综述应由题目、中文摘要（含关键词）、正文、参考文献等四部分组成。原则上，医学类博士论文综述的正文字数不得少于 5 000 字；综述参考文献的数量要求与论文正文部分一致。

5. 致谢

作者对给予指导、各类资助和协助完成研究工作以及提供各种对论文工作有利条件的单位及个人表示感谢。致谢应实事求是，切忌浮夸与庸俗之词。

6. 学术成果列表

一般列出攻读学位期间获得的所有学术成果，论文按参考文献的格式要求列出。

二、学术论文基本要求与写作规范

1. 学术论文基本要求

撰写并发表医学科研学术论文是医学博士研究工作的重要组成部分，也是医学科技工作者的基本功之一。学术论文的写作应遵循科学性、创新性、实用性、可读性的基本原则。一篇标准的科研学术论文需具备以下几项要素：题名、作者署名、摘要、关键词、引言、材料和方法、结果、讨论、参考文献等。

2. 学术论文写作规范

（1）题名：是一篇论文核心内容的高度概括，应简明扼要、概括主题。一般不宜超过 20 个汉字，外文题名不超过 10 个实词。常见问题：冗长烦琐、随意拔高、命题偏离文章中心、用词不规范、不注意分寸等。

（2）作者署名：论文作者的排序应按照贡献大小由全体作者共同讨论后决定，以集体署名的文章必须明确对该文负责的通讯作者，投稿后作者的排序不宜再做改动。不具备作者条件、仅参加部分协作或配合工作者，一般加括号置于正文末、参考文献之前表示感谢。关于作者书写的具体方式，各刊要求有所不同，应参照预投刊物要求去做。常见问题：为了提高论文的价值或容易发表，将学术权威列为作者；随意变更作者及其顺序。

（3）摘要：摘要一般萃取一篇文章的重要信息点形成一篇高度浓缩的小论文，应具有独立性和自明性。摘要一般采用"四要素"（目的、方法、结果、结论）的格式书写。一般中文摘要为 200～300 字，英文摘要为 300～500 个实词。撰写摘要的内容介绍应突出重点、紧扣文题，结构安排应逻辑清晰、前后呼应，词句表达应准确客观。常见问题：目的与引言雷同，过多罗列研究目的、背景、进展等；方法写得过于简单；结果中无具体数据；结果、结论不分，结论与文题不挂钩。

（4）关键词：在论文中起关键作用、最能说明问题、代表论文内容特征的词，每篇论著一般为 3～8 个关键词。常见问题：不能准确反映主题，使用非公认的缩略词等。

（5）引言：引言的目的是以简短的文字介绍论文的写作背景及目的，包括本研究的理论或实践意义是什么，为什么要进行这项研究，创新点在哪里等。常见问题：内容空泛，篇幅过长；评价论文的价值言过其实，如用"首创""首次发现""填补了国内空白"等提法；重复教科书中已有的知识或众所周知的内容；与摘要和正文重复等。字数一般为 150～200 字。

（6）材料和方法：不同类型研究的材料与方法的写作有一定区别。例如：实验研究要说明实验条件和实验方法，包括实验动物的选择标准、来源、种系、性别、年龄、体重、健康状况、分组方法、实验环境和饲养条件等。实验方法应包括所用仪器设备及规格、试剂、操作方法。临床研究要交代研究对象的来源、例数、诊断标准、纳入标准、排除标准、结果指标等。实验方法包括临床治疗方法、使用药品名称、剂量、疗程等。常见问题：层次不清，统计学方法未写清楚或使用不当，缺少医学伦理审查等。

（7）结果：通过该研究得出的主要发现，包括记录实验或临床观察的客观事实、测定的数据、取得的图像等，一定要采取实事求是的科学态度，遵守全面性和真实性的原则，切不可对实验数据进行任意增删或篡改。一般采用文字、图、表等方式说明结果。图表的制作规则同学位论文。常见问题：文字与图表重复使用，统计学方法处理不当导致结果不恰当甚至得出错误的结果等。

（8）讨论：讨论是论文的精华部分，是对引言所提出的问题的回答，是作者通过对研究结果的思考、分析和科学推论，阐明事物的内部联系和发展规律，从深度和广度两方面丰富和提高对研究结果的认识。讨论的内容大致包括以下几个方面：本研究得出的重要结果及结论，比较其与他人结果的异同，分析可能的原因；着重说明本研究的创新点；本研究的不足及未能解决的问题；今后的研究方向等。常见问题：讨论浮于表面，没有深度，只得出人人皆知的结论；讨论内容离题太远，与结果无关；讨论不客观，故意夸大结果或故意回避研究局限等。

（9）参考文献：格式要求同学位论文。常见问题：引用二次文献；未标出文献或格式紊乱；文献陈旧，未引用本领域最新文献。

三、总结

学位论文属于考核论文，是学位期间知识的总结，更强调系统性、完整性；学术论文是交流论文，用于发表、讨论等，更强调创新性、实用性。学位论文及学术论文的写作规范既有相同点，也有差异，读者要根据两种论文的特点及写作要求进行写作。

 作者介绍

郑爽，女，上海大学医学院助理研究员，2018 年毕业于上海交通大学医学院，获医学博士学位。研究方向：糖尿病与脂代谢研究，以第一作者或通讯作者在 *Lancet*、*Metabolism*、*Intensive Care Med* 等国际期刊上发表 SCI 论文 10 余篇。主持上海市科委扬帆计划一项。曾获上海市优秀毕业生并作为优秀博士生代表参加第 68 届德国林岛诺贝尔奖获得者大会。

姚萱，女，社会医学与卫生事业管理学教授，上海大学医学院副院长，主要研究方向为基本卫生服务研究、慢病管理与健康经济。中国学位与研究生教育学会医药科第六届工作委员会委员，中国医疗保健国际交流促进会第二届委员，中国医师协会健康管理与保险分会第一届青年委员会委员，主持国家自然科学基金、新疆维吾尔自治区自然科学基金、自治区科技支撑项目、自治区教育研究生创新教改项目等 20 余项课题研究工作，以第一作者（通讯作者）发表 SCI、核心期刊论文 30 余篇，独著 1 部，以第一、第二作者身份获得省级社科二等奖、省级教学成果奖二等奖、中国老年保健医学研究会科学技术二等奖，多次获得全国多媒体课件大赛二等奖、优秀奖。